W0298519

J'ai rendu mon uniforme

Mathilde Basset

J'AI RENDU MON UNIFORME

Une infirmière en EHPAD témoigne

éditions du
ROCHER

Éditions du Rocher
28, rue Comte Félix Gastaldi – BP 521 – 98015 Monaco

www.editionsdurocher.fr

ISBN : 978-2-268-10117-0
EAN Epub : 9782268101408

PARTIE I

27 DÉCEMBRE 2017

Infirmière à reculons

Il fait froid en ce matin de décembre. Je me lève à cinq heures pour être à l'hôpital à six heures et demie. J'aime arriver un peu en avance. Ça me laisse le temps de me poser au bureau infirmier du deuxième étage, de lire les transmissions de mes collègues inscrites les jours précédents et de prendre un de ces cafés faits en une telle quantité qu'ils ont surtout un goût de flotte. À peine réveillée, je commence par anticiper le dégivrage de la voiture en laissant le moteur tourner, chauffage à fond. Je sais ainsi qu'au top départ, il fera bien chaud dans l'habitacle, ça rend la transition du salon à la voiture moins désagréable. À cinq heures et demie, je prends un café serré. Une projection mentale de la journée qui m'attend s'impose alors à moi. Je me roule une cigarette à fumer en arrivant là-bas, une caresse au chien et en route. Je quitte la maison dans le noir le plus total et sur la pointe des pieds, prenant garde de ne pas réveiller mon conjoint et ses enfants.

C'est les paupières encore lourdes de sommeil que je parcours les trente kilomètres de virages qui me séparent de l'hôpital. Encouragée par les chevreuils pas encore endormis ou déjà réveillés et les voix familières de mon autoradio, j'avance dans la nuit, à une allure soutenue qui me permet d'anticiper, déjà, un ralentissement impromptu et une première perte de temps. Ce temps qui doit être consacré au démarrage en douceur de ma journée, il est précieux. Les lève-tôt de *France Inter* me rappellent que je ne suis pas la seule à avoir choisi un métier dont les horaires sortent des ordinaires neuf heures – dix-sept heures. Lorsque j'arrive au Cheylard, le jour point timidement. Aux derniers croisements, je deviens un maillon d'une caravane de voitures qui vont toutes au même endroit. Derrière chaque volant se trouve une soignante.

J'écris « une » car les femmes continuent à occuper la majorité des postes paramédicaux. C'est dommage d'ailleurs. Je trouve que la mixité dans les services permet d'équilibrer les équipes et de lutter contre les énergies négatives, grâce à l'humour masculin notamment. Au Cheylard, dans le personnel masculin, hors technique et médical, je compte un infirmier, deux aides-soignants et un agent de service hospitalier. Autant dire que la gent masculine n'est pas représentée tous les jours.

Quoi qu'il en soit, je rejoins le parking de l'hôpital par une petite pente, la même que celle empruntée la veille. Le pare-chocs de ma *206* noire frotte au même endroit qu'hier, en bas de ce petit dénivelé. Si elle est libre, je me gare à la place la plus proche de la porte automatique donnant sur l'entrée de l'hôpital. Puis je coupe le moteur, allume ma cigarette et m'octroie encore dix minutes de calme et de sérénité avant de plonger dans le stress des cadences infernales. L'air froid qui entre par la vitre entrouverte de la voiture vient réveiller mon visage une fois pour toutes. Ce rituel personnel est sensiblement le même à chaque fois que je travaille le matin.

Ça y est, il est six heures trente et mon corps tout entier voudrait que je reste statique, que je referme la vitre, éteigne ma radio et puis ma cigarette et referme les yeux pour piquer du nez à nouveau. Mais non, je dois justifier les 1 600 euros mensuels contre lesquels j'échange mes compétences de soignante, mon efficience, mon savoir-faire, ma dextérité, mon sens de l'organisation, ma collaboration auprès d'une équipe soignante, mon savoir-être, mes sourires automatiques, ma disponibilité auprès des personnes qui en ont besoin, mes connaissances en pharmacologie, physiopathologie et autres processus dégénératifs liés à l'âge. C'est poussée par l'idée que je sais faire ce métier, qu'il me plaît et qu'on m'attend que je finis par sortir de ma voiture. Sur le trajet jusqu'à la porte de l'hôpital, je me répète aussi que j'ai besoin de vivre, de manger, que 1 600 euros pour mon train de vie sont relativement confortables et que je serai bien contente de recevoir ma paye. L'aspect pécunier n'est pas négligeable quand on connaît les conditions d'exercice du métier. Puis je m'en veux d'avoir choisi un métier qui me fait me lever à cinq heures. Cette pensée est fugace, suivie par l'idée que je retrouverai la liberté à quatorze heures trente, assez tôt dans l'après-midi, finalement.

L'habit fait le moine

Une fois dans le vestiaire, les néons révèlent ma mine blafarde à toutes les dames présentes qui arboreront leur tenue d'aide-soignante dans quelques minutes. Toutes les Christine, Sandrine, Sophie, Marie-No, qui comme moi ont droit au teint terne et aux yeux cernés, même habilement dissimulés sous du maquillage pour les plus coquettes. Personne n'y échappe et cela n'échappe à personne. Même la stagiaire de passage pour qui le réveil semble encore plus difficile que pour nous toutes, malgré son jeune âge, se retrouve logée à la même enseigne. Une fois ma tenue blanche nominative récupérée sur ce que j'appelle le mur de la honte – une immense étagère dans laquelle sont « rangés » les blouses et les pantalons des infirmiers d'un côté, ceux des aides-soignants de l'autre, mais qui ressemble souvent davantage à un capharnaüm chronophage – je me change à toute vitesse, comme pour sceller ma présence sur place. Pour être sûre que je ne serai pas tentée de faire demi-tour. Et parce que le fait d'être là, portée par mes convictions, en sous-vêtements au milieu d'autres femmes apathiques en sous-vêtements à six heures trente en décembre dans une pièce carrelée, m'inspire une forme de vulnérabilité certaine.

Déjà, à ce moment, je change de statut et deviens Mathilde, l'infirmière du matin. Intérieurement, je me sens comme un petit soldat qui, discipliné, revêt son uniforme pour afficher son grade, adopte les habitus du groupe soignant pour se fondre dans la masse et ne pas se faire remarquer, dissimule l'individualité, la personnalité sous la blouse blanche. Je souris, je dis bonjour, je me change rapidement, je réponds que je vais bien, mais je parle peu. Je ne parviens pas à alimenter les conversations futiles qu'on entend dans les vestiaires. Je les écoute, elles me font du bien ou elles m'agacent. Mais je pense à ma journée et je trouve que ce qu'il va se passer dans les huit heures est trop dense et trop grave pour m'encombrer l'esprit d'informations superficielles, même pour lui faire penser d'y consacrer de l'énergie.

Dans le vestiaire se côtoient les soignantes des services de Médecine, SSR[1], Urgences, situés au troisième étage, et celles de l'EHPAD[2] réparti sur le rez-de-chaussée, le premier et le deuxième étage. Le changement de tenue du civil au soignant se passe sur fond de récit du week-end dans le meilleur des cas. On entend aussi les potins de la dernière soirée des filles qui se côtoient dans la vie privée,

1. Soins de suite et de rééducation.
2. Établissement avec hébergement pour personnes âgées dépendantes.

les prévisions météo pour la semaine, la bêtise un peu drôle du petit dernier, on découvre qu'un restau a ouvert à quelques kilomètres de là et quelle est la meilleure route pour s'y rendre.

Je feins de compatir avec celle qui arrive en dernier et qui commence par se plaindre de la journée qui l'attend compte tenu de ses troubles du sommeil, avant même de poser son sac à main. J'ai envie de lui répondre que fatiguées, on l'est toutes, qu'on est nombreuses à mal dormir, que j'ai quarante minutes de route et que je me lève à cinq heures, que moi aussi j'ai la flemme et que je sens que cette journée va mal tourner car je suis seule infirmière pour quatre-vingt-dix-neuf résidents, que j'appréhende. Mais je n'en dis rien. Nous sommes toutes dans le même bateau. Si l'on commence à se tirer collectivement vers le bas par des jérémiades exposées à toutes les ouïes dès six heures trente du matin, le bateau va couler. Un peu de pudeur de la part de chacune permet d'épargner ma (et peut-être notre) motivation déjà fragilisée par ce que je connais de mon service à venir. À chacune sa préparation psychologique, après tout.

Une autre des dames parle de ses galères de planning. Elle a beau être à mi-temps, ils l'ont mise à bosser un jour sur deux dans la semaine. Et, pire, en coupé aussi : tôt le matin, une pause l'après-midi et reprise vers dix-sept heures pour finir à vingt et une heures. Pas deux jours de repos consécutifs pour celle qui « devrait déjà être bien contente qu'on lui ait accordé un mi-temps », selon la hiérarchie. Elle, c'est Laurine. Une fille qui taquine la quarantaine et qui est là depuis le début de sa vie professionnelle. C'est son premier poste. Cela fait vingt ans qu'elle fréquente les mêmes bâtiments, vingt ans qu'elle voit ses conditions de travail d'aide-soignante se dégrader. Elle a bien vécu cinq ou sept années d'épanouissement professionnel durant lesquelles elle avait le temps avec les personnes dont elle s'occupait ; l'ambiance dans l'équipe était au beau fixe car le personnel venait travailler avec le sourire. Mais ensuite, ça a été de mal en pis.

Dans le vestiaire, on croise aussi les filles de nuit. Ce sont deux aides-soignantes présentes de vingt heures quarante-cinq à sept heures pour veiller sur les quatre-vingt-dix-neuf résidents, quand ce n'est pas une seule. J'en profite pour prendre des nouvelles des cas sérieux. Un monsieur qui présentait une dyspnée[3] importante la veille, un autre qui avait chuté et avait eu le droit à quatre points de suture sur le front, un troisième qui n'avait pas uriné de l'après-midi. Puis elles m'informent rapidement sur la nuit en général. Il arrive parfois que les filles de nuit n'écrivent pas de transmissions informatisées dans les dossiers des résidents, faute de temps. Elles transmettent oralement les informations aux aides-soignants arrivés trente minutes plus tôt. Et quand elles arrivent pour se changer en civil, après leur service

3. Terme médical pour désigner une difficulté respiratoire.

parfois agité, elles sont pressées de rentrer chez elles se coucher. Les échanges sont donc souvent laconiques. C'est pourtant là que nous avons l'occasion de nous croiser entre infirmières et AS[4] de nuit pour échanger au sujet des résidents, entre deux portes. Ce dysfonctionnement est symptomatique d'un chaos généralisé, du moins pour la logique soignante. Les blouses blanches œuvrent pour assurer la qualité des soins, notamment par la continuité de la prise en charge. Pour un patient, un plan de soin est établi en équipe et tous les soignants l'appliquent. Pour nous coordonner, pour améliorer le plus possible l'état de santé du patient, la règle ne devrait pas être d'improviser des passages de relais à la va-vite.

Quand on ne parle pas travail, les conversations entretenues dans le vestiaire féminin sont d'une telle légèreté qu'on dirait qu'elles servent à faire passer la pilule. Elles permettent de se détendre et d'arriver le cœur plus léger auprès des résidents. Moi, je me conditionne, je change de tenue et de statut. Le vestiaire est pour moi comme les coulisses d'un théâtre dans lesquelles le metteur en scène briefe les comédiens avant qu'ils ne se produisent pour la première d'un spectacle à l'affiche pendant six mois. Dans mon métier, c'est tous les jours la première représentation. Dans mon métier, je suis à la fois comédienne et metteur en scène. Je suis infirmière.

4. Aide-soignant.

Mon pied dans la fourmilière

Je me rends au deuxième en ascenseur la plupart du temps. Bien que je ne fasse pas du tout de sport à côté de ma vie professionnelle, je me déculpabilise en me disant que je vais piétiner sur près de six kilomètres de couloirs dans ma journée de travail et que mon système nerveux sera mis à rude épreuve, alors je garde mes forces. En arrivant, je salue les collègues que je n'ai pas encore croisés, leur précisant au passage que je suis seule en tant qu'infirmière ce matin-là. À cause de cela, la distribution des médicaments du matin de vingt résidents sera assurée par les aides-soignants. C'est régulier dans l'organisation de cet EHPAD. Lorsque nous sommes deux infirmiers le matin, l'un prend en charge un étage et l'autre, les deux restants. Lorsqu'elle est déléguée aux AS, cette tâche s'ajoute aux toilettes, dont certaines se font au lit (quand ce ne sont pas des douches qui sont programmées ce jour-là), aux levers au lève-personne, à l'installation pour le repas, à la distribution du petit déjeuner, à de l'aide à la prise alimentaire, à la réfection des lits, à la surveillance de température chez certaines personnes. Pour couronner le tout, il manque une aide-soignante aujourd'hui, en arrêt maladie. Je ne sais pas s'il s'agit d'une grippe ou d'épuisement professionnel. Quoi qu'il en soit, elle n'était pas en mesure de venir travailler ce matin.

Je file ensuite dans le bureau infirmier où, de manière assez mécanique, je commence par relever la température du réfrigérateur qui contient les insulines pas entamées, les vaccins à faire et les ECBU[1] à envoyer au laboratoire. Je remplis le bac de décontamination des dispositifs médicaux, je jette un œil sur l'agenda afin de pouvoir prévenir les aides-soignantes de rendez-vous ou de sorties potentiels. Sur ce même agenda, ma collègue, présente la veille au soir, m'a laissé un mot : « Dr Pence pas passé cet A-M, passera demain dans la matinée. Liste résidents à voir faxée. » À ce moment, une once de découragement se profile déjà. Je me demande à quoi je sers, à quoi ça sert de venir bosser si nos transmissions aux médecins n'aboutissent à rien? C'est pourtant tout l'intérêt d'une transmission : passer une information à un ou plusieurs destinataires, à l'oral lors des relèves d'un horaire à l'autre et à l'écrit, dans les dossiers informatisés des résidents. Cela permet de tracer les soins effectués, les signes cliniques observés chez chaque patient au cours du temps de travail. Elles sont indispensables à la coordination des soins entre les différents soignants intervenant auprès d'un même patient.

1. Examen cytobactériologique des urines.

Je m'insurge de savoir que même un résident dyspnéique, éprouvant des difficultés à respirer correctement depuis plusieurs jours, et dont l'état se dégrade, n'a pas été vu. Le docteur n'a sûrement pas eu le temps de quitter son cabinet libéral. Les médecins sont débordés eux aussi. Cela signifie que je m'apprête à retrouver les résidents qui devaient être vus par un médecin dans le même état que la veille, si ce n'est pire. J'espère qu'elle passera bien ce matin pour voir la plaie ulcéreuse de Monsieur F, la dyspnée de Monsieur A, l'INR[2] de Madame S, la dégradation de l'état général de Madame B. Sans conduite à tenir ni prescription médicale, l'état de santé de ces personnes stagne voire se dégrade, et en tant qu'infirmière, je commence à me sentir impuissante devant la situation. D'où l'importance du passage du médecin.

Une fois l'agenda consulté, je découvre les transmissions informatisées des soignants notées la veille. Munie d'une feuille et d'un crayon, j'explore le logiciel informatique en relevant secteur par secteur les nouvelles informations à ne pas manquer. Je ne note que ce sur quoi j'ai une action à mener ce jour. La visite d'une famille qui a apporté du linge propre, j'en fais abstraction. Le retour positif sur une animation pour une résidente, j'en tiens compte pour l'évoquer avec elle ou sa famille à l'occasion.

---

2. *International Normalized Ratio* : il s'agit d'un marqueur sanguin permettant d'évaluer le degré de fluidité ou de coagulation du sang. Souvent surveillé chez le sujet à risque vis-à-vis des maladies cardiovasculaires.

Une AS signale une rougeur au pli interfessier d'une dame souvent alitée. Je consigne cette donnée sur ma feuille sans être certaine d'avoir le temps de passer voir la résidente au moment de la toilette pour constater et déterminer d'une conduite à tenir, c'est-à-dire des mesures à prendre.

Je sais qu'en cas de retard trop conséquent, c'est ce genre de soin qui passe à la trappe. Par ailleurs, cela dépend aussi de l'aide-soignante qui prend en soin la dame ce matin. Si c'est une jeune ASH[3] faisant fonction d'AS, formée sur le tas par ses collègues, je passerai sûrement voir. Si c'est une AS aguerrie qui connaît bien la dame, je sais que je peux lui faire confiance, elle a les compétences nécessaires à la prévention de l'altération des tissus et elle aura fait un effleurage rigoureux avec de l'huile de soin sans que j'aie eu besoin de le lui demander, ce qui me laisse un peu de temps pour intervenir.

Sur cette feuille, je note les glycémies à effectuer, les surveillances de constantes diverses selon l'état général des patients, les pansements, les retards de selles, les rendez-vous éventuels, les appels téléphoniques à passer, les résidents qui doivent être vus par le médecin, les récents changements de traitement, les examens biologiques à réaliser, etc. Ce papier, qui se remplit de tâches à effectuer et de personnes à voir pour diverses raisons en plus des pansements à refaire, constitue ma feuille de route de la journée.

3. Agent de service hospitalier.

Une liste de tâches et d'informations qui peut concerner jusqu'à quatre-vingt-dix-neuf personnes est souvent assez dense. Je sais par ailleurs que des infos vont s'ajouter au cours de la journée avec les appels téléphoniques de mes collègues AS, qu'il y aura sans doute une chute, peut-être une situation d'urgence ou les deux ; et je pressens déjà que, aujourd'hui, je n'irai pas constater les anomalies tégumentaires encore bénignes signalées par les aides-soignantes. Je ne perdrai pas non plus de temps auprès de Monsieur R pour essayer de lui faire prendre coûte que coûte ses deux inhalations de bronchodilatateur. S'il refuse ou n'est pas coopérant, je ne négocierai pas cinq minutes pour arriver à mes fins. Je préfère garder sa confiance et utiliser ce temps gagné pour autre chose, avec quelqu'un d'autre.

S'organiser pour mieux se coordonner

J'ai fini cet affreux café et il est sept heures cinq. Je me saisis du plateau dans lequel se trouvent les glycémies capillaires et les bilans sanguins du jour, de la boîte comprenant les aérosols nominatifs. Un rapide check-up des chariots me permet de m'assurer que je ne serai pas obligée de remonter dans la salle de soins au deuxième pour aller chercher une bricole manquante quand je serai au rez-de-chaussée. Bien sûr, je me retrouverai quand même à devoir remonter pour un imprévu, je le sais d'avance.

Je commence mon tour à sept heures dix avec les glycémies et insulines des résidents du deuxième. Je prépare aussi les gouttes de neuroleptiques dans des verres individuels nominatifs que les aides-soignantes du secteur fermé distribueront aux résidents durant le petit déjeuner. Concernant le secteur dit « protégé », dont toutes les issues sont sécurisées par digicode, j'ai lu que Madame B avait encore chuté hier soir. Elle a déjà des points de suture sur le crâne, dus à une précédente acrobatie. Elle n'est pas levée, je repasserai la voir plus tard dans la matinée.

Par la suite, je laisse le petit chariot du deuxième étage aux aides-soignants qui distribueront les cachets dans la matinée. Je me saisis du gros chariot réservé aux niveaux zéro et un. Des boîtes et des plateaux encombrent mon plan de travail, l'ordinateur devant moi glisse de son socle à chaque secousse, les poubelles noire et jaune et la boîte DASRI[1] pour les éléments piquants ou tranchants sont bien fixées sur le côté. Le chariot comprend des tiroirs pleins à craquer de cotons, compresses, aiguilles, adhésifs, sets à pansement ou à perfusion, laxatifs, antalgiques sous toutes les formes, et bien sûr les piluliers des soixante résidents d'en bas. Une véritable infirmerie sur roulettes, qui vaut son poids.

Je descends au premier d'abord, pour faire les glycémies à jeun et les prises de sang. C'est un arrangement convenu avec l'ASH qui distribue les petits déjeuners. Elle sait que je passe tôt, ainsi n'a-t-elle plus à se poser la question de qui servir ou ne pas servir. Elle sert tout le monde, et peut enchaîner sur l'aide à l'alimentation, point. Cela me va, si je peux l'arranger, je le fais. Je donne leurs médicaments aux résidents que je vois en priorité pour des soins ou des surveillances comme pour Monsieur A et sa dyspnée. Pour les autres, je remonterai ensuite. D'autres glycémies à jeun et d'autres bilans sanguins m'attendent au niveau zéro.

1. Déchets d'activités de soins à risque infectieux.

Une fois en bas, *idem*, je commence par aller voir les personnes chez qui j'ai des soins à réaliser à jeun et je leur fais prendre leurs médicaments. Puis je distribue les traitements du matin aux autres résidents.

Les chambres s'enchaînent, avec les « bonjour, c'est Mathilde, c'est l'infirmière ». Au début, la distribution est rapide car les gens n'ont pas encore été réveillés. Je pose simplement les cachets en évidence, les filles les mettront dans le plateau du petit déjeuner. Un sourire formel pour les yeux qui s'entrouvrent et je tourne les talons.

L'heure tournant, j'arrive ensuite dans les chambres des personnes qui sont déjà en train de déjeuner. Entre-temps, une aide-soignante vient me chercher pour me dire que Madame N a eu sa douche et que son pansement à changer tous les deux jours – et fait hier – est à refaire tout de suite car il s'est décollé et la plaie saigne. Je me vois contrainte d'interrompre la distribution des traitements. À la fois déçue et ahurie par ce manque de coordination des actions soignantes, pourtant pas si compliqué à mettre en œuvre, je grogne, accroupie derrière mon tiroir à pansement, en rassemblant le matériel nécessaire. Si j'avais eu connaissance du « planning des douches » la veille, j'aurais attendu un jour de plus pour refaire ce pansement. Hélas, rien dans l'organisation du service ne prévoit d'informer l'infirmière à propos des douches des résidents. D'ailleurs, les aides-soignantes ne sont pas non plus au courant des pansements à réaliser le jour J. À moins de se croiser dans les couloirs et de se le dire.

« À qui de se tenir informée des soins de l'autre ? » lui dis-je. « Un peu d'organisation permettrait de s'épargner du travail supplémentaire. Bien sûr que je vais le refaire, mais ça ne m'arrange pas du tout, je suis toute seule aujourd'hui et je n'ai même pas encore distribué les médicaments au premier. » Je suis agacée, car stressée de constater que dès huit heures et demie, j'accumule déjà du retard. La soignante, très sollicitée elle aussi, n'a pas la patience ni le temps de débattre de l'organisation des soins. Elle prend personnellement ma remarque, pensant que je remets en cause sa façon de travailler. Très vite, je comprends que nous travaillons toutes les deux sous pression, ce qui nous rend fragiles nerveusement et émotionnellement. Je ne m'attarde pas, j'essaierai de lui en reparler à froid.

Lorsque je reprends ma distribution de médicaments au bout du couloir du rez-de-chaussée, naturellement, les résidents ont fini de déjeuner. Je ne suis déjà plus dans le rythme. Je sais qu'il est impossible d'avoir tout distribué avant la fin du petit déjeuner, mais je sais aussi qu'à partir de ce moment, il s'agit de faire prendre les traitements à chaque résident. Ce qui est bien plus chronophage que de poser les médicaments au coin de l'adaptable. Je file chercher une poignée de cuillères à café et je poursuis. Je remonte au premier, où les plateaux sont en train d'être débarrassés. Quelques résidents ne sont plus dans leur chambre, mais se retrouvent au milieu du hall pour voir du passage. Une résidente vient auprès du chariot demander ses traitements et ceux de sa voisine de chambre qu'elle a l'habitude d'assister. Une autre me fait remarquer que je ne suis « pas bien en avance aujourd'hui. » Je respire profondément, et je lui explique la situation. À cet instant, je ne dois surtout pas prendre sa remarque à cœur, comme un constat d'échec. Je sens déjà monter les sanglots dans ma gorge, la chaleur arriver dans mes joues, et je me laisse envahir par un sentiment de dévalorisation. Je me sens incapable de mener à bien ma journée dans les temps, incompétente dans ce domaine qui pourtant me plaît, mais lorsque je cherche une solution pour résoudre mon problème de cadence, je n'en trouve pas. J'ai déjà l'impression de tout faire au plus vite, de tout optimiser, pour grappiller quelques secondes par-ci, quelques minutes par-là. Bref, je prends sur moi, et adresse un sourire sincère à la résidente – qui j'en suis sûre, ne mesurait pas l'impact de ses mots – en quittant sa chambre.

Qui bâcle bien, châtie bien
Tempus fugit

Quelques minutes après, me voilà devant la chambre de Monsieur L. En frappant à la porte, je n'entends pas de réponse, pas de bruit du tout d'ailleurs. Je me permets alors d'ouvrir afin de m'assurer qu'il est là et qu'il est en sécurité. Le lit est fait au carré, la chambre est rangée, mais Monsieur L n'y est pas. En réfléchissant, je me souviens que ce résident entretient une relation particulièrement complice avec une autre résidente du même âge. Veufs tous deux, ils se sont rencontrés à l'EHPAD. C'est ce que m'ont dit mes collègues durant les jours de doublure, lorsqu'une autre infirmière me montrait le fonctionnement du service, au début de mon contrat. J'avais également pu observer précédemment que ces deux anciens n'étaient jamais loin l'un de l'autre, mangeaient côte à côte et se tenaient parfois la main.

Je décide alors d'aller voir, à l'extrémité de l'autre couloir, dans la chambre de Madame C, l'amie de Monsieur L, si ce dernier s'y trouve. Et là en effet, je surprends les deux tourtereaux en pleine causerie, main dans la main. Monsieur assis sur le bord du lit de madame, elle dans son fauteuil, ils semblent sereins.

Agacée par cette nonchalance innocente, j'explique alors à Marcel que je le cherchais pour lui donner ses médicaments du matin, que j'ai dû revenir jusqu'ici alors que je m'étais rendue dans sa chambre. Je comprends qu'il ait envie de rendre visite à sa douce, mais peut-être que cela peut attendre la distribution des médicaments pour éviter que je le cherche partout et que je perde encore cinq minutes. « Vous imaginez si vous étiez quatre-vingt-dix-neuf à faire cela? Je vous demande juste de rester dans votre chambre le temps de mon passage pour vos traitements », lui dis-je sur un ton sec. Tous deux ont le regard penaud d'un enfant qu'on aurait grondé. Je leur tourne le dos en me dirigeant vers la salle de bains pour prendre de l'eau.

C'est seulement dans les secondes suivantes que je réalise ce qui est en train de se passer. Je m'arrête, je ferme les yeux, je sens les larmes monter et mon cœur battre la chamade comme s'il allait sortir de ma poitrine. J'ai honte de mon attitude, de mon discours : une mauvaise soignante. J'aurais souhaité effacer ce moment et le revivre différemment. Je me retourne vers Monsieur L et, en larmes, lui présente mes excuses pour ce que je viens de lui dire. Bien sûr, savoir qu'il est dans sa chambre lors de mon passage me rassurerait et n'aggraverait pas mon retard. Mais pour autant, il est ici chez lui, sa douce aussi. Ce n'est en aucun cas à eux de s'adapter au rythme de mon chariot, mais bien à moi, soignante (ou censée l'être), de les accompagner dans leurs besoins, à leur allure. Ils sont libres de se déplacer au sein de l'étage, même au sein de l'établissement pour les plus vaillants. Je n'ai pas à interférer dans leur liberté de mouvement. Je leur explique qu'ils ne sont pas responsables de mes pleurs. Je leur raconte le phénomène d'accumulation, la pression que je me mets pour voir tout le monde dans les temps. Ils compatissent en apprenant que je suis la seule infirmière ce matin-là et Madame C me dit : « C'est nous. On vous donne tellement de travail aussi. » Je lui explique que c'est mon métier, mais que le sous-effectif des équipes ne permet pas de passer du temps auprès des gens comme eux qui en auraient besoin. J'essaie de lui faire comprendre que c'est l'organisation qui est frustrante et qui nous met en échec. Son sentiment de culpabilité provoque comme un pincement sous ma blouse. À ce moment, je voudrais disparaître. Et une petite voix à l'intérieur me dit : « Si les résidents en viennent à penser cela, si la blouse ne te permet plus de pondérer tes émotions et la moindre contrariété déclenche tes pleurs, quelque chose ne tourne pas rond ici et met en danger l'infirmière et surtout la Mathilde avec, alors arrête. » J'essuie mes larmes, donne ses médicaments à monsieur et sors de la chambre, dépitée.

Durant la suite et la fin de la distribution des médicaments, le regard de mes collègues AS sur mes yeux humides est pesant. Je retiens mon souffle pour retenir mes larmes quand je rentre dans les chambres. Madame P, une résidente atteinte de démence à un stade avancé, m'interpelle et me suit partout. Elle pose inexorablement les mêmes questions à qui voudra bien l'entendre : « Qu'est-ce que je fais là ? Qu'est-ce que je dois faire ? C'est aujourd'hui que mon mari vient me chercher ? » Tout en vérifiant le contenu du pilulier de la chambre voisine, je lui réponds une première fois en lui donnant la date et l'heure. Je lui explique qu'elle a pris son petit déjeuner et qu'elle peut aller rejoindre les dames dans le hall, au bout du couloir. Son mari ne viendra pas la chercher aujourd'hui. D'ailleurs, ce que je ne cherche pas à lui faire comprendre faute de temps, c'est que son mari est décédé depuis longtemps et qu'il n'est pas prévu qu'elle rentre à domicile. Il est des endroits où les soignants peuvent consacrer de l'énergie à ramener la personne à la réalité en douceur et avec habileté. Et ce, tout en sachant que ladite personne reposera la question dix minutes plus tard. Ici, je n'essaie pas, car c'est chronophage, pas facturable à la Sécurité sociale, et donc cela ne permet pas de faire grossir l'enveloppe allouée à l'hôpital par l'ARS[1]. C'est vain de toute façon. D'ailleurs, moins de cinq minutes après ma réponse, Madame P revient à la charge et repose la question. Je décide de l'ignorer pour me concentrer sur

1. L'Agence régionale de santé : délégation ministérielle régionale. Elle subventionne les hôpitaux, en partie selon le nombre et le coût des actes facturés à la Sécurité sociale. C'est le principe de la tarification à l'acte (Plan Hôpital 2007).

la vérification des piluliers. J'ai beau prendre sur moi, cette résidente est envahissante et ne me facilite pas la tâche.

J'essaie de mettre de côté mes états d'âme et me dépêche de finir ma distribution de médicaments de manière assez mécanique. À tel point que je ne réponds pas aux personnes qui m'appellent, me voyant passer devant la porte ouverte de leur chambre. Certains ont besoin d'aide pour se rendre aux toilettes, d'autres ont fait tomber leurs lunettes, d'autres encore ne parviennent pas à composer un numéro de téléphone. Ce matin, mon seul moyen de supporter la pression que je me mets, c'est d'essayer de limiter l'écart creusé entre l'heure et mon plan de soin. Donc je m'imagine des œillères et j'avance, laissant derrière moi couler au goutte-à-goutte encore un peu de mes valeurs soignantes axées sur le relationnel, l'empathie et la dignité de la personne. Même la dimension psychiatrique est négligée, faute de temps.

Je perds patience avec Monsieur R, 1,80 m, 80 kg, qui, dans un mouvement brusque, souhaite se lever immédiatement, pieds nus, sans me laisser le temps de lui enfiler chaussons ou chaussures, alors qu'il est connu pour chuter plusieurs fois par semaine. J'appelle alors une soignante en renfort ; elle vient m'aider et me dévisage au passage, voyant que ce n'est pas la grande forme. Dans le couloir, les filles m'adressent des sourires compatissants et de timides : « Ça va pas ? » Je pleure à nouveau, je leur fais constater l'heure et mon retard dans les soins, je parle de la scène avec Marcel L et Madame C. Avec de grands gestes et à grands pas, je parcours le couloir. Je suis à la fois excédée par l'organisation, inadaptée au bon déroulement des soins, et par le peu de soucis que s'en fait la hiérarchie, et triste de constater que je travaille mal sans trop comprendre pourquoi je me sens responsable. Je peste, à voix haute et les joues dégoulinantes, contre les cadres qui ne semblent pas se rendre compte du désastre depuis le fauteuil de leur bureau. Aujourd'hui, la responsable n'est pas présente sur l'établissement. Quel dommage! J'aurais voulu lui en toucher un mot.

Il est dix heures et demie, ma distribution de médicaments est terminée. En remontant au deuxième étage, j'ai le cœur gros, je fais le dos rond en me disant que la journée avance malgré tout. Je décide de valider les traitements et les injections et autres bilans sanguins de huit heures. Alors, résident par résident, je coche sur l'ordinateur chaque prescription afin de tracer, de prouver que les comprimés ont bien été donnés, les bilans bien prélevés, les injections bien injectées. Cela prend en moyenne vingt minutes. Je coche aussi, en mon nom, les traitements distribués par les aides-soignants, ici habilités à cette tâche car il s'agit d'un lieu de vie et parce que les piluliers ont été vérifiés par une infirmière la veille. Cela engage ma responsabilité, mais je leur fais confiance. Et puis, cela fait partie des habitudes du service. En cas de recherches et d'expertise, je préfère qu'on sache qu'un résident a bien reçu telle molécule sur prescription médicale tel matin de décembre, plutôt qu'on ait un doute en voyant que la case est en rouge comme si le cachet avait été oublié car pas validé. Théoriquement, il faudrait valider les soins et les traitements au fur et à mesure de la distribution. C'est ce que je pouvais faire lorsque je travaillais au troisième, mais auprès de quatre-vingt-dix-neuf personnes, cela prendrait beaucoup trop de temps et les derniers résidents recevraient leur traitement de midi pendant la sieste. Cela dit, ici, compte tenu du nombre de résidents et de la rareté des modifications de traitement, je préfère distribuer en reconnaissant petit à petit, par habitude, les comprimés de chacun. Je vérifie mes piluliers la veille, je valide tout, avant ou après, au risque de laisser passer une erreur pendant la distribution. C'est plus dangereux mais plus rapide. Même si j'ai mauvaise conscience de fonctionner ainsi, je n'ai pas tellement le choix. Une fois encore, sur le plan soignant, cette conséquence de la logique budgétaire visant à réduire la masse salariale constitue une grave anomalie.

Enfin, je fais un peu le point sur mes pansements, charge mon chariot de matériel selon les protocoles en place et je repars.

Madame B, qui dormait à mon premier passage, est maintenant debout et bien réveillée. Comme d'habitude, elle arpente dans tous les sens la pièce à vivre du service fermé, sans but précis, comme pour atténuer l'angoisse. Sa camptocormie[2] me donne l'impression qu'elle va

2. Trouble de la posture souvent lié au vieillissement et caractérisé par un buste complétement penché en avant.

chuter à chaque pas. Voûtée, elle fixe le sol à moins d'un mètre devant elle. Son buste part en avant et par miracle une jambe s'avance d'un mouvement brusque, le genou toujours fléchi, et la fait avancer. Madame B est atteinte de troubles apparentés à la maladie d'Alzheimer à un stade avancé. Sur le plan de la communication verbale, cette dame n'est plus cohérente et semble complètement désorientée dans le temps et l'espace. Elle ne sait plus se servir d'un déambulateur mais a quand même, parfois, le réflexe de se tenir aux meubles pour s'aider. Ce n'est pas gai, mais ce n'est pas triste non plus. Sous ma blouse, je pense : « C'est comme ça. » Ce qui est triste, c'est que nous ne soyons pas assez nombreuses pour qu'une soignante se détache et accorde du temps à cette résidente pour tenter de l'aider à diminuer ses angoisses autrement que par la déambulation. Ce qui est triste, c'est que l'infrastructure dans laquelle on a parqué Madame B et tous les autres résidents du service fermé ne soit pas mieux adaptée aux pathologies des personnes accueillies. Sous la longue chevelure blanche de cette petite dame se cache une cicatrice fermée par quatre points de suture. La veille, madame B a chuté et s'est ouvert le cuir chevelu sur un pied de table. Envoyée au troisième étage en urgence, et quatre points plus tard, Madame B redescendait, égale à elle-même. Après une telle chute, la conduite à tenir consiste à surveiller d'une part la cicatrice et d'autre part l'état neurologique de la personne.

Aujourd'hui donc, je me renseigne auprès des aides-soignantes du service qui me disent n'avoir rien constaté d'inhabituel dans le comportement de Madame B, si ce n'est qu'elle s'est levée plus tard que d'habitude. Agitée et déambulant depuis plusieurs dizaines de minutes, mesurer sa tension ne donnerait rien. Je la salue et essaie de savoir si elle a des douleurs. Elle ne semble pas se plaindre, n'a pas le faciès crispé ni une attitude de repli.

C'est un peu vague, mais j'en déduis que le choc d'hier n'a pas de répercussions sur le plan de la douleur aujourd'hui. Je nettoie ses points et repars, en souhaitant une bonne journée à tout le service.

Ensuite les pansements s'enchaînent. Pour la bobologie des orteils, ça se passe là où se trouve le résident, avec des tulles gras sur des égratignures. Les soins sur une plaie variqueuse chronique quant à eux nécessitent de l'intimité, en moyenne vingt minutes par jour et quatre épaisseurs différentes de pansements. Pour essayer de faire vite, j'abandonne toute notion d'ergonomie, je me retrouve accroupie, le pied d'une résidente sur les genoux ou au contraire pliée en deux au-dessus d'un lit pour le pansement de la jambe de Monsieur F à qui je demande de soulever le mollet à chaque passage de la bande que j'enroule tout autour. Il arrive qu'un résident refuse le soin malgré de longues négociations ou enlève son pansement sitôt fini, ce qui met mes nerfs à rude épreuve.

Il est midi. Tout se déroule à peu près comme prévu. Même s'il me reste deux résidentes à voir, le médecin n'est pas passé et je dois distribuer les médicaments en salle à manger puis au deuxième étage.

Pour être certaine de trouver les résidentes que je cherche, je les attends dans la salle à manger. Je sais qu'elles viennent manger ici et vu l'heure, elles sont sûrement déjà en route du premier étage vers le rez-de-chaussée. Lorsqu'elles arrivent, je les isole du reste de la salle à manger pour refaire leurs pansements en toute discrétion. Midi et quart. Je reviens après m'être lavée les mains, prête à distribuer les cachets du midi quand une aide-soignante m'interpelle. « Écoute, je suis en coupure, je pars là et reviens ce soir. Je te le dis avant de partir : Madame A, au bout du couloir, bon, on sait qu'elle ne respire pas très bien, mais là depuis ce matin, elle a quand même le teint gris. Je... Je ne le sens pas... » me dit-elle, le regard soucieux.

J'interromps ma distribution pour foncer chez la dame en question. À cause d'une BPCO[3], elle est sous oxygène en permanence. Malgré cela, on sait que sa saturation en oxygène dans le sang n'atteint que 80 % – contre 95 à 100 % chez une personne de cet âge bien portante. Mais aujourd'hui, avant même de clipser le saturomètre à l'extrémité de son doigt, je sais à la couleur de son visage qu'il y a un gros souci. La dame est gris

3. Bronchopneumopathie chronique obstructive.

violacé, sa respiration est audible depuis le couloir et sa somnolence inhabituelle est le signe supplémentaire d'un problème aigu. Une fois la résidente rehaussée, les constantes prises, le saturomètre indique une saturation à 64 %. Ne pouvant la laisser dans cet état, je décide d'augmenter l'oxygène à 4 litres par minute au lieu du seul litre prescrit. Je sais qu'il ne faut pas le faire en cas de BPCO, mais je n'ai pas d'autre moyen d'action pour maintenir ou améliorer l'état de Madame A. J'appelle son médecin dans la foulée pour lui expliquer la situation d'urgence. Alors que je raccroche, l'aide-soignante me dit : « Tu es sûre pour l'oxygène ? Elle est BPCO, cette dame. Demande peut-être à la pharmacienne. Si elle voit ça, tu risques d'avoir un problème ! » Je m'empresse de suivre son conseil, il ne s'agirait pas de se mettre la pharmacienne à dos. Je demande naïvement au docteur en pharmacie ce que je peux faire de plus et la préviens que j'ai augmenté l'oxygène compte tenu de la détresse respiratoire. Sa réponse me scotche : « Non, tu remets l'oxygène à 1 litre car pour l'instant la prescription est d'un litre, pas quatre. Et l'oxygène est un médicament sur prescription. Et tu attends le médecin. » Je suis abasourdie, stupéfaite, frustrée ! Cela signifie qu'on décide de laisser la résidente s'éteindre à petit feu, sciemment, faute de prescription et de médecin sur place. Légalement, si elle décède dans les minutes à venir, n'importe qui pourra me reprocher de n'avoir pris aucune initiative tout en ayant connaissance de la détresse respiratoire de Madame A. Je réajuste l'oxygène à 1. Madame A a gagné cinq points de saturation, elle est remontée à 69 %. Ce n'est pas encore assez mais je ne peux rien faire de plus. JE NE PEUX RIEN FAIRE DE PLUS. Ces mots résonnent dans ma tête comme une sentence. Il faut attendre le médecin pour tout. Sauf qu'on est en EHPAD et que le médecin a largement de quoi s'occuper avec les patients du troisième étage en médecine. Le docteur en pharmacie veille au grain comme une mère protège ses petits. Dans tous les cas, tous peuvent s'en prendre à moi de manière légitime. La pharmacienne, si je pose une voie veineuse sans prescription ou augmente l'oxygène. Le médecin ou l'interne, si je ne fais rien, peut de son côté me reprocher mon manque d'initiative dans l'urgence.

La deuxième configuration me paraît plus justifiée que la première. C'est un jeu d'adresse, un équilibre précaire.

Je retourne à la salle à manger en attendant de voir passer le médecin. Le cadre du troisième étage vient me demander si je suis au courant de l'état de Madame A.

« Oui, j'attends le médecin, je ne peux rien faire pour le moment, je retourne la surveiller toutes les cinq minutes, mais je suis seule pour les trois niveaux ce matin.

– Ah, vous êtes seule. Mais il y a votre collègue au deuxième ? »

Une forme d'incompréhension se lit sur son visage.

« Non, je suis toute seule, comme infirmière, ce matin.

– Ah oui, OK. Bon, ben je m'en occupe. Il faudra appeler la famille.

– Oui, je m'en chargerai. Je ferai ça après, car les résidents en sont au plat de résistance et je n'ai pas commencé mes cachets. »

Dans la précipitation, je confonds deux dames qui ont une coupe de cheveux et une allure similaire. Alors que je donne ses supposés médicaments à Madame S, celle-ci me dit :

« Mais je ne prends pas ça moi le midi, j'ai jamais eu celui-là. Elle désignait un petit ovale blanc.

– Si, si, ce sont les vôtres. Le médecin est venu vous voir hier ? Peut-être a-t-il revu votre ordonnance aussi. »

J'étais sûre de moi.

Quelques minutes plus tard, alors que je cherche les comprimés d'une autre dame, je constate que son pilulier est vide. Je réfléchis quatre secondes et oups ! Je retourne vite voir Madame S en espérant qu'elle n'a rien pris.

« En effet, ce ne sont pas les vôtres, je suis désolée, c'est moi qui ai fait une erreur.

– Ah oui, je me disais aussi ! Ce n'est pas grave, va, me rassura-t-elle. Je savais que je ne prenais pas ça, donc j'attendais que vous vérifiiez. J'ai bien fait, dis ; j'ai encore ma tête, comme quoi ! »

Elle en sourit et se montre incroyablement compréhensive.

« Ben oui, on dirait que vous avez toute votre tête ! Heureusement, parce que la mienne en revanche est en train de nous lâcher ! » dis-je en plaisantant pour essayer de me détendre un peu.

Ce que je risque, lors de mes distributions de traitements à l'aveugle, a bien failli se produire. Une résidente moins vigilante aurait pu se mettre en danger en avalant le traitement d'une autre, et ce par ma faute.

Les cachets du midi vite distribués, je monte au second pour en faire autant, en espérant que mes collègues aides-soignants aient commencé. Il n'en est rien !

Je bouillonne. Mes nerfs commencent sérieusement à fatiguer. À cet instant, j'en veux à l'équipe et je n'ai pas assez d'expérience pour prendre du recul et relativiser. Aller chercher les médicaments dans le pilulier correspondant au plateau-repas prend une minute. Mais non. Chacun son petit train-train. Chacun son petit travail à faire. On prend uniquement les comprimés des personnes que l'on aide à manger, et encore, une fois sur deux. Mon absence et mon retard n'ont inquiété personne. L'heure tourne, les gens ont fini de manger, mais aucun des aides-soignants n'a pris le chariot de médicaments pour commencer le travail. Je ne me suis pas posée de la journée. De leur côté, ils descendent se griller une cigarette avant le service du midi et après aussi. Ils font ce qu'ils veulent, ils organisent leur temps comme ils veulent. Mais j'ai la sensation d'être face à des agents qui en font le moins possible. Peut-être se sont-ils aperçus que le travail était peu valorisé : le faire bien ou non ne changeait pas le chiffre à la fin du mois, alors à quoi bon se décarcasser ? Pas évident pour du travail en collaboration. C'est désespérant. Lorsqu'on est deux infirmières le matin, on fait une ou plusieurs toilettes, on aide les résidents à manger, on prête main-forte pour débarrasser. On incarne notre rôle propre[4], car cela avance les aides-soignants et c'est notre mission. Travailler ensemble pour un but commun : le bien-être des résidents. Mais là, je jalouse leur temps libre et j'ai l'impression qu'ils sont ici en dilettante. Leur organisation donne la sensation qu'ils ne sont pas disponibles pour les résidents.

Je distribue rapidement mes cachets, les fais prendre aux résidents qui ne mangent pas seuls – mes collègues m'ont laissé un fond de compote ou de yaourt sur les plateaux pour faire passer quatre gélules. En ronchonnant sur mon désaccord avec l'organisation du service, je retourne vers le bureau pour contacter le fils de Madame A et le prévenir que sa mère a été victime d'un problème respiratoire et se voit transférée aux urgences du troisième étage. Alors que je m'attends à une tout autre réaction, le monsieur qui me répond semble résigné, plutôt serein même. D'une voix posée, il échange quelques mots sur sa mère avec moi, me remercie et raccroche. La cadre m'appelle juste après pour me prévenir que la résidente est bel et bien montée aux urgences et qu'un diagnostic d'œdème pulmonaire aigu a été posé.

---

4. Le « rôle propre » infirmer constitue tous les soins réalisables par un infirmier qui ne sont pas sur prescription médicale. On l'oppose au « rôle sur prescription ».

Il me reste à taper mes transmissions écrites et valider certains soins. Ma collègue arrive d'ici dix minutes, mais je dois décrocher un peu. Je sais déjà que je ne finirai pas à l'heure. Foutu pour foutu, il est treize heures vingt, je suis là depuis sept heures et je prends une pause.

Choir ou (se) mentir, il faut partir

Au grand air, je réfléchis à ma journée, à ce que j'ai eu à gérer. Qu'aurais-je dû faire de plus? Qu'aurais-je pu faire différemment? Pourquoi porter une telle pression sur mes épaules? Et surtout, comment peut-on, comment peuvent-ils laisser faire ça? Les cadres, la direction et les autorités supérieures, Agence régionale de santé et ministère de la Santé. Je suis révoltée de subir ce fonctionnement sans avoir mon mot à dire.

Je me demande si les représentants de la Santé, haut-perchés dans les bureaux, ont conscience de mon quotidien ou s'ils s'en moquent complètement. Ont-ils à l'esprit qu'on ne peut pas être soignant en travaillant de la sorte? Je me sens déshumanisée. L'œil continuellement sur la montre, je me mets en danger en permanence, et les résidents avec. Où sont passées les valeurs soignantes enseignées en école d'infirmière? À quoi servent les contenus théoriques inapplicables dans le quotidien d'une soignante? On balaye totalement le volet relationnel, psychiatrique et on garde la technique?

On oublie aussi le volet gestes et soins d'urgence, puisque ici, apparemment, on ne fait rien sans médecin. Dans ce cas, les études d'infirmière ne sont plus adaptées à la pratique. Pas dans cette structure du moins. Comment font tous ces gens, mes collègues, et ceux au-dessus, pour continuer à venir travailler sans s'insurger ? Trouvent-ils encore assez de sens dans ce qu'ils font ? Sont-ils complètement détachés de leurs convictions, de cette petite flamme qui s'est allumée quand ils ont décidé qu'ils voulaient travailler pour la santé ? Peut-être que c'est ça. Ils sont revenus de tout, doivent remplir leur frigo et payer le crédit de la maison. Ils ne disent pas un mot plus haut que l'autre car ils doivent garder ce travail. Quitte à souffrir pendant un tiers de leur vie, mais ils garderont cet emploi coûte que coûte. Ils n'en parlent pas trop autour d'eux, ne sont pas fiers de la façon dont ça se passe. Ils l'aimaient leur boulot, avant. Mais les conditions se sont dégradées et ils ne voient pas ce qu'ils pourraient faire d'autre, alors ils restent.

Puis, je pense aux résidents, à leurs familles dont certaines partagent mon désarroi, tandis que d'autres menacent les soignants d'écrire à l'Agence régionale de santé pour dénoncer les conditions d'hébergement de leurs aînés, sans se rendre compte que cela nous rendrait plutôt service. Et comme ce sont souvent les aides-soignantes qui sont en première ligne et débordées, la menace les accable encore davantage. Peu de familles prennent le temps de rencontrer les cadres ou même l'infirmière pour évoquer un souci et essayer de réfléchir à une solution. Et en même temps, je comprends le sentiment de culpabilité d'une personne contrainte de laisser son père ou sa mère en EHPAD quand je vois ce que vit un résident au quotidien. Plus je cogite et plus je me dis que nos décideurs ne se rendent pas bien compte de ce que signifie une entrée en institution. N'ont-ils eux-mêmes aucun parent en maison de retraite ? Sont-ils déconnectés au point d'idéaliser la vie des personnes âgées ? Est-ce moi qui en demande trop ou ai-je bien lu dans plusieurs textes – législatifs ou non – que, pour un être humain, le droit à la dignité est universel, inaliénable et indivisible ? Je bafoue ce principe dans mon quotidien de soignante. Il n'est pas envisageable que je reste. C'est grâce à cette certitude que j'ai choisi de refuser la prolongation de contrat que l'on m'a présentée en janvier.

En remontant de ma pause clope, je sais qu'il faut faire quelque chose de cela, mais quoi ? Je fais les transmissions à ma collègue en lui détaillant les menues difficultés de ma journée. Elle trouve, elle aussi, que quand on est seule dans ces conditions, on ne peut pas travailler correctement. Elle me confie avoir l'impression d'être une machine, ne serait-ce que parce qu'elle n'a plus le temps de répondre aux sonnettes. On est d'accord sur à peu près tout. Tout, sauf sur la résignation qui est la sienne. Je rédige mes transmissions informatiques, finis de valider les soins et les cachets distribués, mets à jour la fiche de pansements pour que les collègues du lendemain s'y retrouvent. Bref, j'essaie de laisser place nette après mon passage pour faciliter au maximum le service de l'infirmière suivante.

En repassant par les vestiaires, en jetant ma blouse au linge sale, je pense à tout ce que je jette avec, et cela me procure un bien-être inattendu. Je rentre, enfin. Le reportage d'investigation pourtant distrayant diffusé sur *France Inter* durant mon trajet n'est pas parvenu à désamorcer ma colère. L'autoévaluation que je décide de m'infliger n'est pas tendre non plus. Je m'en veux d'avoir si mal travaillé et d'avoir été si peu disponible pour les résidents. Je comprends aussi que la qualité de mon travail ne dépend pas que de mes compétences ou de mon adaptation, mais qu'elle est bel et bien altérée par une organisation insupportable. Ce sentiment d'injustice me fait bondir intérieurement. Je dois m'interdire moralement d'accepter cet exercice du métier et de cautionner un tel fonctionnement.

La Déserteuse

Remontée comme une pendule à coucou en arrivant chez moi, c'est assise devant mon ordinateur que j'entreprends d'écrire une lettre à la ministre de la Santé. J'ai le cafard, je ressens toute la déception causée par ce quotidien tant éloigné du métier que j'avais idéalisé.

Ajoutons à cela la fatigue nerveuse de la journée et le cocktail est prêt à exploser. Mon cœur bat quatre-vingt-dix fois par minute, comme s'il voulait sortir de ma poitrine. Une boule envahit mon ventre. Mes larmes coulent sans s'arrêter. Je suis presque dans l'état dans lequel on est lorsqu'on vient d'apprendre la mort violente d'un être cher. Je viens de comprendre que ce métier qui me tient tant à cœur n'aurait peut-être jamais plus ce pourquoi je l'avais choisi. J'entretiens ce sentiment de deuil tandis que je rédige, en écoutant en boucle une chanson d'un groupe italien qui traduit parfaitement la nostalgie, la tristesse, le drame et la colère. Le genre de groove qui m'évoque un mouvement social.

J'écris pour me soulager et prendre du recul. J'écris pour informer mes proches et mes anciens collègues de ce que je vis. J'écris pour dénoncer les conditions d'accueil et d'hébergement en EHPAD auprès de mes contacts Facebook et des autres. Il n'est pas normal que seules les personnes concernées par les maisons de retraite soient au courant de ce qu'il s'y passe. J'écris aussi à la ministre, sans imaginer qu'un jour elle lirait cette lettre.

> *« Madame la ministre,*
> *Je suis infirmière depuis un an et demi. Je travaille depuis trois mois au Centre hospitalier du Cheylard en Ardèche. Enfin, je travaillais, car mon dernier contrat de trois semaines se termine le 4 janvier prochain et c'est avec dégoût et la boule au ventre que je quitte ce radeau de la Méduse. J'y ai travaillé deux mois en médecine/SSR/Urgences. Dans ce service, une infirmière peut se retrouver à gérer seule trente-cinq patients relevant d'une surveillance clinique accrue, accueillir un ou plusieurs usager(s) qui entrent de manière "programmée" et prendre en charge une ou deux urgence(s) vitale(s), le tout simultanément. C'est ce qui m'est arrivé. Pour m'aider ? La bienveillance d'une infirmière coordinatrice du service qui devait être partie depuis plus de deux heures, des aides-soignantes à raison d'une pour un couloir de quinze à vingt patients. J'ai tenu deux mois – octobre et novembre – puis j'ai arrêté. On continue ?*
> *En décembre, je suis descendue d'un étage, direction*

l'EHPAD de l'hôpital. (Des couloirs hospitaliers, des chambres doubles sans vide ni oxygène muraux, des chariots lourds, seulement 2 ascenseurs pour les visites et les soins.) Ce que j'ai omis de vous dire, c'est que l'EHPAD comprend quatre-vingt-dix-neuf résidents sur trois niveaux. Nous tournons à trois infirmières (matin, journée et soir), à deux (matin, soir) les week-ends, les fériés, les vacances et en cas d'arrêt. Bien que situé dans un hôpital, l'EHPAD n'embauche pas d'infirmière de nuit faute de budget pathos. Et on continue à faire croire aux usagers et à leur famille qu'ils seront soignés quoi qu'il arrive. Ce matin, j'étais donc seule pour quatre-vingt-dix-neuf résidents, trente pansements, un œdème aigu du poumon, plusieurs surveillances de chutes récentes et j'en passe. Mes collègues aides-soignants étaient eux aussi en effectif réduit ce qui ne leur permettait pas de distribuer les médicaments comme généralement pratiqué après vérification des quatre-vingt-dix-neuf piluliers complétés par la pharmacie interne. (Et ce, dans le cas où il s'agit bien d'aides-soignants et non d'agents de service hospitalier faisant fonction d'AS, pas formés ou formés sur le tas avec toutes les lacunes que cela engendre.)

Ce matin, j'ai craqué. Comme les vingt jours précédents. Je m'arrache les cheveux, au propre comme au figuré. Je presse les résidents pour finir péniblement ma distribution de médicaments à dix heures et quart (débutée à sept heures et quart), je suis stressée donc stressante et à mon sens, maltraitante. Je ne souhaite à personne d'être brusqué comme on brusque les résidents. Disponible pour personne, dans l'incapacité de créer le moindre relationnel avec les familles et les usagers, ce qui, vous en conviendrez, est assez paradoxal pour un soi-disant lieu de vie. Je bâcle. Je bâcle et agis comme un robot en omettant volontairement les transmissions de mes collègues que je considère comme les moins prioritaires pour aller à l'essentiel auprès des quatre-vingt-dix-neuf vies dont j'ai la responsabilité.

J'adore le soin, le care, *la relation de confiance avec mes patients, mais je ne travaille pas dans un lieu de vie médicalisé. Je suis dans une usine d'abattage qui broie l'humanité des vies qu'elle abrite, en pyjama ou en blouse blanche.*

Arrivez-vous à dormir ? Moi non. Et si c'était vous ? Vos parents ? Vos proches ? Que voulons-nous faire pour nos personnes âgées ? Pour les suivants ?

J'ai peur, madame la ministre. Votre politique gestionnaire ne convient pas à la logique soignante. Ce fossé que vous avez créé, que vous continuez de creuser promet des heures bien sombres au "Système de santé". Venez voir, rien qu'une fois. Moi je rends mon uniforme, dégoûtée, attristée. »

Le premier à en prendre connaissance, c'est mon père. La lettre postée sur le Net depuis trois minutes et les joues encore fraîches, je reçois son appel. Je lui explique alors de vive voix de quoi il en retourne. Il connaît déjà mon quotidien de soignante et les contraintes officieuses qu'il engendre. Mais cette fois je lui détaille ma journée. Évidemment, je m'insurge à nouveau, je repleure aussi. Depuis longtemps, je n'ai plus besoin d'un masque de fortune auprès des miens. Sa compréhension, ses encouragements et sa bienveillance... je m'en souviendrai. Tout comme celle des internautes qui lisent, commentent, partagent mon propos près de vingt mille fois dans le mois qui suit. Leurs témoignages sont touchants, troublants parfois. Ils décrivent des situations vécues en milieu hospitalier, toutes plus difficiles les unes que les autres. Les familles de résidents, les soignants, leurs parents, les médecins aussi. Il semble que mon message a touché de nombreuses strates de la population concernée de près ou de loin par le système hospitalier et les EHPAD.

Je réponds aux journalistes locaux puis régionaux, puis nationaux. Galvanisée par la tournure que prend mon alerte, je commence à penser sérieusement que c'est ma part du colibri (un bon gros colibri bien en chair) et qu'elle aura peut-être un impact sur l'avenir de cet hôpital et d'autres. Je décline toute invitation à une prise de parole politique ou syndicale, car je considère que l'humain doit passer avant les partis. Je retrouve mes collègues au rassemblement du 30 janvier, reçois leur appui pour ceux qui me soutiennent. Et c'est avec un plaisir ému que je constate le chemin parcouru depuis les cinq ans qui me séparent de mon entrée en formation infirmière.

PARTIE II

LA FORMATION EN SOINS INFIRMIERS

L'arrivée à l'école

Remontons quatre ans auparavant, alors que débutaient mes études d'infirmière. J'étais fière d'avoir réussi trois des quatre concours passés. J'avais ainsi le choix entre la Bretagne, la Région parisienne ou le Sud, à Narbonne. Compte tenu de mes origines familiales, le plus intéressant était pour moi de rester en Bretagne, à une heure de chez ma sœur aînée, étudiante en lettres à Rennes, de chez ma mère, institutrice à côté de Lorient, de l'aéroport de Nantes et pas trop loin de la Normandie où vivait mon père, animateur multimédia, et tout le reste de ma tribu. J'ai eu la chance de naître dans une famille de musiciens. J'ai toujours entendu chanter autour de moi et j'ai été bercée par des influences de divers horizons comme Anne Sylvestre, les Beatles ou Malicorne... Déjà petite, j'étais sensible à la musique. Puis j'ai chanté à la chorale du collège et en famille, beaucoup avec ma sœur aussi. Ce que nous préférions, c'était créer des harmonies en trouvant une deuxième voix sur les chansons qui s'y prêtaient. J'ai continué à chanter et, ayant goûté à ce plaisir dès le plus jeune âge, je ne pourrais plus m'en passer aujourd'hui. Installée en Finistère Sud depuis mes 12 ans, j'avais eu le temps d'y créer des liens solides. À 14 ans, je fréquentai les scènes ouvertes des cafés concerts, j'appris à jouer de la guitare, je chantais des reprises de Tracy Chapman avec mes amies violonistes les jours de marché à Belle-Île-en-Mer… Côté études, mon projet initial consistant à s'occuper d'animaux, j'avais étudié trois ans dans un lycée agricole. Ces années d'internat furent les meilleures de ma vie. Un vent de liberté soufflait sur mes quinze ans, je rencontrai ma meilleure amie, Émilia, et d'autres coloc' de chambrée bien heureuses avec qui je conserve encore aujourd'hui des liens précieux.

À quelques mois du bac, mon projet avait changé, et voilà que je préférais l'idée de m'occuper des gens plutôt que des bêtes. Je passai le concours d'infirmière à Rennes, sans conviction ni succès. Cependant, j'avais mon bac en poche avec mention, un peu de sous et l'autorisation de ma mère de m'octroyer une année sabbatique. Je partis donc à Barcelone, destination idéalisée depuis fort longtemps, pour un stage d'animation d'abord. Puis j'y retournai quelques mois plus tard pour retrouver Mateo, rencontré là-bas. J'y passai de février à mai 2012, oisive et amoureuse. J'appris l'espagnol, je savais accompagner quelques rythmes de flamenco en tapant des mains, je visitai la Catalogne et Madrid aussi. Je rentrai finalement en Bretagne pour l'année de préparation au concours comme convenu, dans le lycée public d'une toute petite ville qui vit dans le brouillard presque toute l'année, en centre Finistère. Les voyages, la musique, le chant, la liberté, l'esprit *Carpe Diem*… Voilà qui j'étais à mon arrivée en formation infirmière.

Concernant l'école, l'IFSI[1], Vannes était donc le bon compromis. Je ne pensais pourtant pas avoir réussi ce concours réputé difficile. C'est seulement une fois admise que j'ai réalisé que j'arrivais dans un bâtiment sorti de terre l'année précédente, uniquement consacré aux formations paramédicales et dont le troisième étage était dédié à des laboratoires de simulation : trois pièces, entièrement déguisées en chambres d'hôpital, accueillaient dans les lits des mannequins interactifs, animés par un formateur en régie. J'étais émerveillée par ce bijou de technologie et par la chance que j'avais eu d'y entrer. L'école était ouverte sur l'international grâce au programme *Erasmus +*, ce qui peut donner des idées à une jeune femme qui a la bougeotte. On y proposait aussi de la sophrologie après les cours. C'était incroyablement pensé et avant-gardiste ! Son équipe pédagogique comprenait des moniteurs de formation GSU[2] et des formateurs investis dans le parcours des étudiants. Quelle chance et quelle bonne idée que d'octroyer tant de moyens et tant de personnes-ressources

1. Institut de formation en soins infirmiers.
2. Gestes et soins d'urgence.

à la formation des soignants de demain ! Pour chaque étudiant, le coût annuel de l'école s'élevait, de mémoire, à l'équivalent d'une inscription en première année de faculté. Au vu de l'offre proposée, cela ne me semble pas anormal. Dans de telles conditions, tout incite à la réussite, à première vue.

Je me souviens encore du mot de la directrice au matin de notre premier jour de formation. Assise au milieu de quatre-vingt-quatorze autres étudiants, j'étais impressionnée par la nouveauté et la grandeur de tout ce qui m'entourait : la taille de la promotion, de l'amphi, des plafonds, le charisme de la directrice. Avant de nous présenter l'équipe pédagogique, elle nous félicita solennellement, nous, les « premières années » d'avoir réussi le concours, puis nous expliqua que le plus difficile restait à venir. Elle ne croyait pas si bien dire. C'est ce que j'ai compris durant les trois années qui ont suivi.

L'isolement par effet de masse

Jusqu'à présent, je m'étais toujours considérée comme quelqu'un de sociable. Au cours de la première année, la nouveauté du contexte pour chacun facilitait la création de liens entre les étudiants. La division en quatre de la promo, pour travailler en groupes de vingt à vingt-cinq, a sûrement rapproché des étudiants. Il y avait le groupe de ceux qui sortaient de la même prépa, voire du même lycée, le groupe des « mamans », d'anciennes aides-soignantes âgées de trente à quarante-cinq ans avec souvent des enfants en bas âge, le groupe des trentenaires fêtards et sans enfants en reconversion professionnelle, celui de l'association étudiante de l'Institut, et puis les autres. Bref, la promotion se découpait assez naturellement en petits rassemblements de gens allant de cinq à quinze personnes aux affinités communes. De mon côté, je logeais chez l'habitant, avec une autre étudiante infirmière de première année, que je ne connaissais pas encore, Daphnée. À notre premier échange, nous étions toutes deux surprises d'apprendre que nous fréquentions la même formation. D'ailleurs, je ne connaissais personne à l'école. J'arrivais de manière tout à fait anonyme et ça m'allait bien. Pas d'a priori, pas de passé connu des personnes qui m'entouraient.

Durant le premier semestre et une partie du deuxième, j'étais parvenue à sympathiser avec Daphnée, Juliette, une ancienne aide-soignante et une troisième jeune femme qui avait fait une licence à Rennes avant de tenter les concours d'infirmiers et qui était représentante de la promotion de première année au sein de l'établissement, Elena. Quelle collègue époustouflante ! Un esprit ouvert à 360 degrés, un humour subtil, une tête capable de réussir tous ses examens haut la main, de se faire bien voir de l'administration de l'IFSI et même du campus universitaire par je ne sais quelle pirouette, tout en étant critique des décisions de ladite administration. Elle était à la fois étudiante et rédactrice en chef de *Sérum*, un trimestriel destiné aux étudiants infirmiers et devint présidente de la FNESI[1] l'année suivante, le tout en écoutant du Brassens. Elle regardait la vie comme un spectacle de marionnettes. Sa rencontre est l'une de celles qui ont marqué ma vie de la manière la plus intense et la plus courte qui soit en matière de relation amicale. Au cours de la formation, tandis que notre entente semblait nous réussir, elle a commencé à mettre de la distance entre nous. J'avoue ne toujours pas savoir pourquoi elle s'est alors refermée comme une huître.

1. Fédération nationale des étudiants en soins infirmiers.

Quoi qu'il en soit, elle a choisi de reporter la suite de sa formation pour se consacrer à la FNESI, durant un an je crois. Ensuite, à partir de 2015, nous nous sommes complètement perdues de vue et mes quelques tentatives d'échange restèrent vaines. Dommage. À l'occasion de l'écriture de ce livre, par l'écho de journalistes travaillant pour une revue spécialisée, puis par elle directement, à ma grande surprise, j'appris qu'Elena n'avait jamais repris ses études en soins infirmiers et qu'elle s'était orientée vers la santé publique, c'est-à-dire une action plus systémique, plus globale que le soin de personne à personne. Je la trouvais un peu différente des autres étudiants. Le recul qu'elle avait sur la formation me rassurait assez et ce qu'elle a choisi d'en faire ne m'étonne pas du tout compte tenu de ce que je connais de son caractère. Elle fait partie de ces gens brillants, qui savent toujours actionner le levier le plus efficace pour faire évoluer une situation. Peut-être notre amitié s'est-elle perdue pour ces mêmes raisons : pour créer le moins de lien possible et rester objective dans son engagement militant.

Avant son départ, nous avions été concernés par un mouvement social. En 2014, la Fédération hospitalière privée se trouvant dépossédée du CICE[2], menacée d'être écartée des missions de service public hospitalier et inquiète de la dégressivité tarifaire, s'en prenait

2. Crédit d'impôt compétitivité emploi.

directement à Marisol Touraine, alors ministre de la Santé et des Affaires sociales. Pour exercer des pressions, la FHP[3] projetait de suspendre les stages des étudiants en soins infirmiers programmés dans le secteur privé. Cela représentait un tiers des stages, et concernait donc trente-deux mille étudiants. La FNESI était alors montée au créneau car cela mettait en retard la formation des étudiants et l'obtention de leur diplôme. Mais pour asseoir sa place dans le paysage national de la santé, la FHP avait mis sa menace à exécution. Pendant quelques semaines, une sorte de flottement se fit sentir. L'administration de l'IFSI et l'équipe pédagogique ne savaient pas si les stages auraient lieu ou non, et les étudiants encore moins. Une collègue s'est retrouvée à devoir naviguer d'un service à l'autre puisqu'elle n'était plus attendue nulle part. Certains stages avaient été annulés au dernier moment, des étudiants avaient été mutés en catastrophe dans les services du centre hospitalier. On se retrouvait alors à quatre ou cinq stagiaires au lieu de deux dans un service de trente lits. La FNESI, considérant que nous étions pris en otages, avait organisé une mobilisation le 4 mars 2014. *Via* les réseaux sociaux, les membres du bureau en région (Elena, chez nous) et *Sérum*, la résistance s'organisait. Des assemblées générales et des communiqués de la FNESI nous permettaient de nous tenir informés

3. Fédération hospitalière privée.

et d'organiser le mouvement du 4 mars. Elena nous galvanisait. Nous irions manifester à Rennes.

La veille du « grand soir », je finissais de bricoler mes pancartes sur lesquelles on pouvait lire en rouge et noir « SOUS LA BLOUSE, LA COLÈRE », « ESI[4] = Otage ». Dans un climat d'émulation, je décidai de publier un message public sur une page de la FNESI pour convaincre les étudiants de se déplacer le lendemain. C'était trop grave ! Nous étions considérés par la FHP comme des fourmis qu'on écrase du bout des doigts. Ou du moins c'était mon impression. Alors pleine de verve, j'ai un peu court-circuité le syndicat et ses communiqués politiques, trop lisses et trop vides à mon goût. Mon appel était certes vindicatif, mais dénué d'agressivité et accessible. Il laissait transparaître toute ma motivation, ma colère et le sentiment d'injustice que provoquait cette situation. Le lendemain, je subis un long monologue m'expliquant pourquoi je n'étais pas à ma place en écrivant ce que j'avais écrit. On m'incitait vivement à recevoir les informations par la FNESI et à les laisser parler sans essayer d'être plus royaliste que le roi. Par ailleurs, il ne s'agirait pas de commettre un impair. Si les acteurs politiques engagés lisaient ce message, ils pourraient faire porter le chapeau à la FNESI d'un ton qu'ils jugeraient incorrect, une phrase un peu trop ironique ou que sais-je ? Quoi qu'il en soit, j'ai mal vécu cette intervention. Au lieu

4. Étudiant en soins infirmiers.

de faire de la défense de nos lieux de stages et de nos conditions d'apprentissage une priorité, la Fédération nationale censée me représenter sur l'échiquier politique me décevait. La frilosité et la retenue dont elle faisait preuve ne me correspondaient pas. Bien entendu, nous sommes tout de même partis manifester dans la bonne humeur ce 4 mars, emportant avec nous pour le petit déjeuner un paquet de chouquettes offert par la directrice de l'IFSI en signe d'encouragement et de soutien. Nous étions jusqu'à quatre mille dans des villes comme Lyon et Paris. En ce qui nous concerne, à Vannes, peu de temps après, les terrains de stage du secteur privé nous accueillaient de nouveau.

Ma première année a donc été ponctuée de prises de conscience, de relations de camaraderie, de confiance, et de groupes de travail avec qui tout se passait pour le mieux. Et puis, sans comprendre pourquoi, je me suis tranquillement isolée. Je n'avais pas tellement les mêmes intérêts que mes voisines d'amphi, n'ayant pas d'enfants, ne m'intéressant ni aux mangas ni aux salles de fitness. Si j'essayais par spécialité, je ne me sentais pas proche des urgentistes/réanimatrices, des passionnées de bloc opératoire, des mordues de rééducation ni des futures puéricultrices. Je retrouvais de la conversation auprès de celles qui visaient la psychiatrie, la gériatrie, le libéral. J'y trouvais plus d'humanité, plus de sens dans la relation à l'autre et dans l'attention donnée à un public particulièrement fragile. Sur quatre-vingtquinze, nous n'étions pas nombreuses. Six peut-être. Et encore, éparpillées en trois groupes. Sans aller jusqu'à penser que nous puissions être les parias de la promo, nous étions parfois la cible d'attaques gratuites. Certaines collègues considéraient la psychiatrie comme la planque. Le genre de secteur où on ne fait rien de ses journées. Ne semblant pas saisir l'objectif des activités à médiation thérapeutique[5], elles nous vantaient les mérites, l'excitation et l'adrénaline des urgences dans lesquelles elles avaient travaillé en tant qu'aides-soignantes. Heureusement, il existe plusieurs visions du métier et différents secteurs pour l'exercer.

J'avais fait ma prépa et réussi le concours, je savais que je voulais faire ce métier car j'avais trouvé chaussure à mon pied en psychiatrie et en EHPAD, mais j'étais déstabilisée. J'étais heureuse de ma place dans ces amphis, mais je ne comprenais pas pourquoi certaines jouaient la surenchère permanente, comme si elles avaient encore quelque chose, une motivation, à prouver à un jury. Cet esprit compétitif de « Qui sera le plus passionné par son futur métier ? Qui sera le meilleur professionnel ? Les infirmiers en psy ou en EHPAD valent-ils les infirmiers des urgences ? » avait le don de m'agacer profondément. C'était pourtant en toile de fond, généré par le groupe, à destination de ceux qui sortaient un peu des sentiers

5. Activités manuelles, créatives, d'expression corporelle ou verbale organisée à des fins de soin psychique et permettant l'évaluation de certains objectifs fixés pour un patient et pour un groupe.

battus. Cette compétition, cette course à la réussite que j'avais cru réservée à la fac de médecine, s'appliquait insidieusement dans ma promotion en soins infirmiers.

Va, vis et deviens

La vie en amphi occupait une partie de notre vie, les stages une autre. Depuis la réforme de 2009, les stages constituent la moitié du temps de formation. Il n'est plus question de MSP[1] au cours de laquelle l'étudiant se faisait évaluer sur un soin par un formateur de l'IFSI, en deux heures. Pour ma part, je pense qu'il est compliqué de se faire une idée représentative des compétences et des acquis soignants d'une personne en évaluant un soin et une démarche clinique en à peine une demi-journée. Désormais, en stage, les professionnels encadrant l'étudiant se chargent d'une observation continue de son savoir-faire et de son savoir-être. Ils confient ensuite leurs impressions et leurs réserves par oral et/ou par écrit à son tuteur. Tantôt il s'agit d'une infirmière du service, tantôt d'une cadre de santé, c'est-à-dire la responsable de l'équipe paramédicale pour un service donné (les anciennes « surveillantes »).

1. Mise en situation professionnelle.

Parfois, le tuteur censé évaluer les compétences de l'étudiant ne le croise que deux fois au cours du stage, dans d'autres cas il travaille avec lui quotidiennement. Il y a largement de quoi se sentir anxieux lorsque l'on connaît à peine son tuteur et que l'on ne sait pas ce qui a été dit.

La position du stagiaire est complexe. Déjà par le simple fait de se retrouver expulsée du cocon qu'est l'IFSI après seulement un mois de formation. Les gestes techniques enseignés consistant à effectuer une toilette, se laver les mains et prendre une tension, je trouvais le bagage un peu maigre pour arriver dans une équipe de professionnels. Le service de gérontopsychiatrie qui m'a accueillie pour mon premier stage a l'habitude de recevoir des stagiaires, la tutrice et cadre aussi. Reste qu'il s'agissait de mon premier stage et, qui plus est, de psychiatrie. J'avais beaucoup de curiosité pour cette discipline, mais j'étais forcément un peu anxieuse de savoir ce qui m'attendait. Il s'agissait d'un service fermé, de vingt lits en chambres doubles et en chambres seules. Les patients accueillis étaient atteints de différents troubles psychiatriques : démences, troubles cognitifs, comportementaux... On rencontrait aussi des malades d'Alzheimer, de Parkinson, des personnes atteintes de dépression chronique ou de délires de différentes formes. L'équipe y était pluridisciplinaire. Les infirmiers, aides-soignants, aides médico-psychologiques, médecins généralistes, psychiatres et spécialistes travaillaient en collaboration pour assurer la prise en charge optimale des patients.

En arrivant, stagiaire sans expérience de la psychiatrie, la première sensation était oppressante. Des hommes et des femmes de plus de soixante-cinq ans qui déambulent comme des morts-vivants, qui crient, qui pleurent, qui cherchent leur chambre, qui se murent dans le silence et qu'on enferme dans ce bâtiment pour leur sécurité. Leur âme d'humain et leur dignité n'avaient pas eu le droit de franchir la porte. Puisque je savais que je serais enfermée avec eux pendant cinq semaines, j'ai jugé qu'observer tout ce qui se passait me permettrait de mieux comprendre leurs attitudes, faute de connaissances théoriques. De plus, je pensais qu'il était plus facile de se faire accepter par l'équipe en étant curieuse et motivée plutôt qu'en restant dans mon coin. Quel que soit le lieu de stage et le degré de professionnalisation, cela se révéla vrai. Cela dit, cette méthode d'intégration fonctionne avec certains infirmiers du lieu de stage, pas avec tous.

Avec le recul que j'ai aujourd'hui, je peux affirmer que le vécu du stage par l'étudiant dépend énormément des personnes qui l'encadrent. Avec mes collègues de promo, nous avions observé certains traits de personnalité courants parmi les infirmiers rencontrés lors des stages et identifié certains types de profils, tels :

– L'infirmière qui est diplômée depuis moins de cinq ans, qui aime son métier mais qui nous confie quand même que certaines décisions de service, certains aspects de l'organisation sont à revoir. Elle est pédagogue, teste nos connaissances au détour de questions théoriques posées avec le sourire. Elle nous laisse le choix dans les soins que l'on veut voir et nous prévient de situations susceptibles d'être intéressantes. Elle investit de l'énergie pour encadrer correctement mais, bien que rigoureuse et méthodique, elle est souvent prise par le temps. Elle nous confie des tâches simples et s'excuse à chaque fin de service de n'avoir pas pu mieux faire et prendre le quart d'heure qu'elle nous avait proposé pour faire le point sur les écrits demandés par l'IFSI. Elle est complice et compréhensive. Même si elle ne finit pas à l'heure, elle nous proposera de faire une pause pour manger ou de prendre le temps auprès des patients car elle considère que l'étudiant n'est pas un élément de la masse salariale mais bel et bien une personne en situation d'apprentissage.

– Celle qui est dans le même service depuis une dizaine d'années, qui connaît son métier sur le bout des doigts. C'est souvent une bonne technicienne. Sur le plan relationnel, le courant passe avec certains patients, pas du tout avec d'autres (question de caractère ou de charge de travail qui conduit à aller à l'essentiel, y compris sur le plan de la communication ?). En matière d'encadrement, elle est exigeante et pressante. Elle a tendance à faire confiance à l'étudiant après une semaine de prise de contact et d'observation. On ne pose pas de question car nous savons qu'elle nous demandera d'aller chercher la réponse nous-mêmes. Elle vérifie souvent que tout est dans les règles lorsqu'on sort d'une chambre. Elle nous explique de manière détaillée la procédure pour poser une perfusion et nous laisse réaliser le soin sous ses yeux. Elle nous guide, étape par étape, en nous disant : « Vas-y, ça, ça va ; là, stresse pas, c'est bon ! C'est ça ! Mais pourquoi tu trembles ? Allez, faut faire vite, là. » Elle ne se soucie pas des travaux en lien avec le stage à rendre à l'IFSI. Souvent de bonne composition, sa rigueur quasi militaire l'encourage à chronométrer notre tournée de distribution des médicaments. La voir sourire et plaisanter dans le bureau infirmier lui confère enfin un peu d'humanité que nous n'espérions plus. Elle finit à l'heure et semble satisfaite de sa manière de travailler.

– L'infirmière que nous avons retrouvée dans tous les services fréquentés, c'est celle qui ne veut plus encadrer. Celle qui n'aime pas ça. Elle en a plus qu'assez de ne pas dormir la nuit et de se lever à cinq heures. Elle est connue comme le loup blanc par tous les stagiaires et les soignants qui sont passés par le service. Les étudiants l'exaspèrent et ont peur de travailler avec elle. Si elle n'entend pas nettement le « bonjour » qu'on lui adresse à six heures et demie, elle va passer la matinée à nous en vouloir. Elle n'encadre pas. Elle fait sa journée comme si nous n'existions pas, ne nous laissant faire aucun soin, aucun pansement. Elle ne se soucie pas de savoir où l'on est tandis que nous nous arrêtons dans une chambre pendant un quart d'heure. Elle ne nous attend pour rien, ne nous explique pas ce qu'elle fait, ni pourquoi elle le fait. Chaque phrase qu'elle prononce est soit négative soit blessante. Nous ne posons pas de question non plus.

Vous imaginez pourquoi. Ne trouvant pas trop notre place, nous n'osons pas lui proposer de nous déléguer un soin.

Elle le prendra comme un manque d'initiative de notre part. En revanche, si on conseille devant elle un patient sur une conduite à tenir, elle considérera qu'on ne reste pas à notre place de stagiaire. Lors des transmissions ou des pauses, elle ne nous adresse pas la parole. Lors de la relève de fin de service, elle commence par évoquer ses hobbies avec sa collègue tandis que nous attendons et entamons déjà des heures supplémentaires qui ne seront ni payées ni récupérées. Le métier semble l'avoir usée. Ce rejet de la transmission de connaissances pourrait provenir de situations délicates, dangereuses, vécues avec d'autres étudiants par le passé. Ayant laissé trop d'autonomie à un stagiaire parce qu'elle était débordée ou simplement parce qu'elle lui faisait confiance, celui-ci a fait une erreur et n'a pas osé le dire. Elle a été mise en cause car responsable de l'étudiant, donc de l'erreur.

– Et puis il y a les infirmiers de psychiatrie ou de gériatrie, des hommes et des femmes d'une humanité débordante et d'une justesse déconcertante. Leur caractère doux et pondéré prévient le moindre conflit. Ouverts, bienveillants et d'humeur toujours égale, ils désamorcent le malaise que nous pouvons ressentir face à des situations difficiles. Ils sont accueillants, empathiques, compréhensifs. Ils prennent le temps d'entrer en contact avec les personnes souffrant de troubles cognitifs, accordent un moment pour répondre en détail à nos questions et parviennent malgré cela à finir à l'heure. Leur calme et leur organisation semblent sans faille. Leur approche des résidents est personnalisée et un mot gentil ou humoristique conclut chaque échange. Ils nous confient des soins, des entretiens parfois délicats compte tenu du sujet abordé par le résident : sa maladie, ses hallucinations visuelles ; et nous proposent de nous laisser utiliser les outils qui nous semblent appropriés. On les retrouve ensuite pour leur donner un retour sur la conversation et ce que l'on a compris de la psyché du résident à l'instant *t*. Nous réajustons ensemble si nécessaire. Ils ont l'air passionnés par leur métier, parfaitement adaptés. Ils remplissent d'admiration mes yeux d'étudiante.

Bien entendu, il serait caricatural de réduire les dizaines d'infirmiers côtoyés pendant mes études à quatre portraits types. D'ailleurs, aucun de ces profils n'existe concrètement. Ce sont seulement des traits de caractère regroupés, des personnalités similaires qui m'ont marquée, me permettant de savoir quelle infirmière je voulais devenir. Les rencontres font partie de la formation et aident à se forger une identité soignante. Dans ce métier, il semble primordial de savoir qui on est en tant qu'individu, et en tant que soignante. Au cours de ma formation, certaines journées de stage m'ont tellement déstabilisée que j'avais l'impression de ne plus me connaître et de ne plus savoir si cette course au diplôme était le bon chemin pour moi. C'est là que l'écrit intervenait. La connaissance de soi, ses limites, ses faiblesses, permet d'envisager des situations de soin sereinement. Tout en travaillant pour s'améliorer, se connaître c'est aussi savoir passer le relais à une collègue si l'on ne se sent pas en mesure de gérer à un moment précis. Par ailleurs, déterminer quelle soignante je suis et j'aimerais devenir m'a permis de prendre de l'assurance. Tant auprès des personnes accueillies que des équipes.

Écrire pour avancer

La formation sert à « modeler en infirmier » la personne qui la suit. Elle sert, entre autres, à développer les valeurs que sont le travail en équipe, la disponibilité, la discrétion, l'empathie, l'organisation, la rigueur, mais aussi l'adaptabilité, le non-jugement, la communication, la déontologie, l'équité dans les soins, l'éthique. Le tout étant naturellement encadré par des lois, chartes et décrets. Aujourd'hui, les étudiants en soins infirmiers sont tenus d'avoir une posture « réflexive ». Les soignants ne sont plus seulement des techniciens ou des exécutants. Il leur est demandé de mettre du sens dans leur travail, de se poser les bonnes questions et d'essayer de comprendre ce qui a motivé telle ou telle réaction ou émotion en eux par le biais de groupes de travail sur l'analyse de pratique. C'est en tout cas ce qui est demandé à l'IFSI. Cette méthode a du bon. J'ai adoré partir d'une situation vécue en stage, la questionner, l'élargir, l'analyser en m'appuyant sur des concepts et en ressortir une piste de réflexion ou une idée de sujet à travailler.

Le recul qu'offre l'écrit ou le groupe est d'un soutien non négligeable pour réussir à garder la tête froide au cours de la formation. C'est aussi un bon moyen d'apprendre à se connaître. Les sujets abordés sont variés et choisis par l'étudiant.

En ce qui me concerne, j'ai opté de nombreuses fois pour des sujets axés sur le relationnel, la distance, la communication non-verbale, les soins relationnels en chirurgie, le rôle de l'aidant à l'hôpital. On trouve aussi inévitablement un dossier sur le soignant face à la fin de vie, la mort.

Je me souviendrai toujours de ce Monsieur D. J'ai fait sa connaissance au cours d'un stage dans une maison de retraite du Morbihan, à la fin de ma première année d'études. C'était un homme de quatre-vingt-trois ans, père de deux enfants et vivant en institution depuis treize ans, son maintien à domicile étant trop difficile. Atteint de troubles cognitifs, il parlait peu mais comprenait ce que je lui disais. Un sourire permanent et une sorte de gaieté illuminaient son visage plissé. Il se déplaçait avec un déambulateur en s'accrochant aussi à une aide-soignante.

Un matin, j'apprends à huit heures que Monsieur D a été retrouvé mort la veille au soir à vingt-deux heures quinze. Après avoir contacté la famille et les pompes funèbres, l'infirmière commence à douter. Serait-elle passée à côté d'un signe précurseur, lorsqu'elle l'a vu pour la dernière fois la veille, à vingt heures ? Excepté une légère fièvre et un moment de confusion comme cela pouvait lui arriver, rien n'avait alerté l'infirmière. Elle lui avait donné un gramme de paracétamol en se disant qu'elle appellerait le médecin le lendemain si ça n'allait pas mieux. Mais Monsieur D était décédé dans la nuit, à la surprise générale.

Pendant son tour du matin, l'aide-soignante prévint les résidents du décès, chambre par chambre. L'infirmière frappa à la porte de la chambre du défunt et entra. Je décidai de la suivre pour tester mes réactions, sans dire un mot de mon appréhension. Je n'avais jamais vu un corps sans vie.

En entrant, j'ai alors découvert un homme jaunâtre, endimanché, une mentonnière lui assurant un élégant port de tête. Tandis que l'infirmière parlait à Monsieur D, je restais stoïque, incapable du moindre mot devant son enveloppe physique inerte. En sortant de la chambre, je me suis mise à pleurer, impressionnée. Par la suite, l'infirmière et moi avons discuté longuement.

La mort n'est pas un sujet tabou dans ma famille, mais on préfère garder le souvenir du vivant. On ne voit pas nos morts. C'est ce que j'ai expliqué à l'infirmière qui m'incitait à verbaliser mes émotions. J'ai ressenti à ce moment-là la dissociation du corps et de la conscience; admettre intérieurement que cet homme n'ouvrirait plus jamais les yeux était quelque chose de violent et j'ai compris la nécessité pour une infirmière de prendre du recul. J'avais bien tenté d'imaginer ce à quoi pourrait ressembler Monsieur D avant d'entrer dans sa chambre, mais c'était totalement abstrait. Je n'avais pas de points de repère sur lesquels baser ma représentation. C'est ce qu'on appelle dans le langage professionnel l'identification projective, c'est-à-dire la projection de sentiments et de pensées en lien avec des affects familiaux, le fait de retrouver un peu des miens dans la mort de Monsieur D, qui a conditionné ma réaction et m'a bouleversée.

Depuis, j'ai naturellement affiné mes émotions et ajusté mes réactions face au décès d'une personne soignée. Je me sentais – en plus – coupable de parler de ce que je ressentais à l'infirmière, désolée de me voir bouleversée, tandis que l'heure tournait. Déjà étudiante, on m'avait inculqué l'importance de la rapidité dans les soins.

Le dernier écrit que j'ai dû rendre aborde l'organisation de l'encadrement dans le poste infirmier.

En juin 2016, en neurologie, j'écrivais ceci :

> « *J'ai débuté mon stage dans le secteur de neurologie générale qui compte dix lits. Sur ce secteur, pendant deux semaines, j'ai travaillé avec plusieurs infirmières différentes, m'adaptant à leur organisation et à leur rythme afin de découvrir et comparer plusieurs méthodes de travail. Au début de la deuxième semaine, je prenais le secteur complet en charge en réalisant mes transmissions au fur et à mesure des tours.*
>
> *L'infirmière qui m'encadrait était présente pour certains soins moins maîtrisés que d'autres et en cas de doute*

ou de questionnement. Le reste du temps, j'étais autonome. Elle relisait mes transmissions écrites au fur et à mesure et s'assurait que certaines informations m'étaient bien parvenues. Nous finissions à treize heures, ce qui nous permettait de prendre un en-cas avant les transmissions orales d'après-midi.

Avec une autre infirmière, j'étais en complète autonomie. Elle me demandait de rédiger mes transmissions écrites à la toute fin de mon service pour me consacrer aux patients pendant les tours et à l'administratif ensuite. Elle me rejoignait lorsque j'avais terminé pour reprendre un à un les dossiers et faire un tour d'horizon de la matinée. La plupart du temps, nous n'avions pas le temps de manger et enchaînions l'intégralité de la matinée jusqu'aux transmissions orales. L'infirmière mangeait à la fin de son temps de travail et rentrait chez elle dans l'après-midi. Moi, en fin de matinée et malgré un petit déjeuner copieux, je sentais ma concentration fluctuer, je me sentais aussi devenir irritable à cause de la faim qui me taraudait. Il m'est arrivé de demander s'il était possible de s'arrêter pour manger ; l'infirmière me répondait qu'elle préférait finir dans le temps imparti. Selon elle, mon organisme s'habituerait au jeûne au fil des années d'exercice et les effets délétères de fatigue et d'irritabilité disparaîtraient.

Mon questionnement

Est-il judicieux de finir préalablement toutes les tâches entamées et manger ensuite, au risque de faire des erreurs à cause du manque de concentration entretenu par le jeûne ? En quoi l'organisation choisie par l'infirmière influence-t-elle la prise en charge des patients ?

Analyse au regard du concept d'organisation

Pour faire le lien entre l'organisation de l'infirmière numéro 2 et la théorie, on peut émettre l'hypothèse que l'encadrement et la traçabilité lui tiennent à cœur puisqu'elle y consacre un temps important de sa journée de travail. Cela lui permet de s'assurer de la continuité des soins [...] confiés à l'étudiant. En effet, elle semble déléguer l'intégralité des autres missions au stagiaire qui doit à son tour apprendre à s'organiser. Elle favorise l'autonomie du futur professionnel. Cependant, la multiplication des acteurs (étudiant et infirmière) pour assurer la charge de travail de l'infirmière, dans ce cas, ne semble pas favoriser un gain de temps car les journées sont systématiquement rallongées de trente minutes pour la coordination, la traçabilité et la vérification des tâches confiées.

Qu'en est-il de la qualité des soins pour le patient ?

Si on se penche sur la définition par l'OMS de la qualité des soins, à l'échelle infirmière et au regard de la situation, la plupart de ses paramètres sont confiés à l'étudiant (économie, risque iatrogène, qualité du résultat). En matière de contact humain, il est envisageable de penser que faute de temps causée par une organisation approximative, le futur soignant souvent pressé n'investira pas convenablement la relation soignant-soigné. Dans l'organisation de l'infirmière 2, le temps alloué à l'administratif est encadré rigoureusement par l'infirmière et elle sait qu'à partir de treize heures, l'étudiant, dont la vigilance devient fluctuante, n'aura pas à effectuer de soins requérant technique, calculs et précision auprès des personnes soignées. Elle protège ainsi le patient et l'étudiant.

Pistes d'actions

L'étudiant pourrait travailler avec une planification de soins lui permettant de s'organiser au plus juste selon le plan de soin de chaque patient. L'anticipation est aussi un outil important dans le gain de temps. Il peut s'agir d'effectuer les démarches administratives et les transmissions à la sortie de chaque chambre. Cela permet de se garder un temps de repas.

Cette situation est transférable dans les services dans lesquels la charge de travail est conséquente et accueillant des stagiaires. La mission d'encadrement, dans ce cas, n'étant à mon sens pas étrangère à l'allongement du temps de travail. »

Juin 2016, c'était le mois qui précédait l'obtention de mon diplôme. Au fil de ma formation, les situations qui m'interpellaient suscitaient un questionnement de plus en plus proche de celui d'une professionnelle. Avant même d'exercer, j'avais mis le doigt sur le grain de sable qui désynchronisait l'engrenage entre qualité des soins, encadrement et organisation : le manque de temps et de moyens. Pour compenser ? Le jeûne, l'« autonomisation » de l'étudiant et les heures supplémentaires. Il me semble évident que lorsqu'une professionnelle incite une stagiaire à ne pas manger en prétextant qu'elle s'habituera après avoir passé six heures debout et concentrée, le système de santé est plus malade que les patients ! En juin 2016, lors de ce même stage, j'ai ressenti le besoin d'écrire, pour moi, sur ma formation et la fin de celle-ci. J'ai raconté une rencontre, avec un regard un peu plus personnel que lors d'une analyse de pratique.

> *« Ça y est, fin de début de parcours. Je voudrais en parler mais par où commencer ? Les matins sans sommeil ? Les débuts ? Mon vécu aujourd'hui, rempli de rencontres, de sourires, de craintes aussi, de minutes perdues et de grandes enjambées dans les couloirs interminables du garage à corps pour la médecine et de la casse emplie d'âmes pour la psychiatrie. Je me sens à la fois vidée par ce marathon et si riche de "compétences". Je voudrais revenir sur ce premier lieu de soin que j'ai fréquenté comme "bébé", stagiaire infirmière, soignante en devenir sans même m'en sentir capable. Commencer ce cursus en côtoyant la folie et la sénilité a été décisif. Pleine d'angoisse, un matin, j'arrive devant la porte d'un bâtiment fermé mais non sans vie à l'intérieur. Les serrures hypersécurisées sous mes yeux et les clés de la liberté en poche. Des hommes et des femmes qui déambulent, perdus, ailleurs. Des cris désespérés appelant un amant décédé, un parent. C'était au début. Puis on tend à évoluer, on découvre*

la médecine, d'autres formes de psychiatrie. Je rentre le soir tard, l'après-midi ou le matin aux aurores. Je peux parfois me décharger psychologiquement de certaines expériences. Parfois pas. Selon les interlocuteurs et les situations, je me dois de minimiser, modérer mon propos pour ne pas bouleverser. Et dans les huit à douze heures qui précédent, j'ai couru, piqué, encouragé, écouté, accompagné qui en exprimait le besoin. Des hommes, des femmes, des jeunes aux problématiques variées. La dégénérescence du corps, l'addiction, l'accident. Encore peu habituée à la frontière posée par la blouse blanche, je déborde de sensibilité et de compassion voire de sympathie pour certains des humains alités qui comptent sur moi. Je me perds parfois, sors de mon statut. Mais cette intimité, cette proximité avec de parfaits inconnus fait partie du cœur du métier que j'ai choisi.

Dévotion ? Abnégation ? Je ne pense pas. Intérêt pour l'Autre, parfois torpillé par les contraintes institutionnelles.

Ma dernière expérience en neurologie en est remplie. Je parle aux familles, je cours après le temps, après les molécules à introduire dans les bras menus d'une jeune femme accidentée, après les informations cruciales à la bonne prise en charge d'un homme de soixante-dix-sept ans dont les vaisseaux fragilisés se sont bouchés, entraînant une hémiplégie gauche. Son épouse, désemparée connaît bien la suite des événements et Monsieur E, qui est alité, s'abîme. D'autres hommes et femmes viennent l'assister pour son hygiène intime. Incapable de déglutir, il s'encombre et les blouses blanches, masquées et gantées, le débarrassent de ses sécrétions bronchiques par une aspiration invasive et douloureuse plusieurs fois par jour. Alimenté par un tuyau qui lui écorche les cloisons nasales, il est piqué deux fois par jour pour permettre au sang de continuer à circuler normalement. Il a pleinement conscience de ce qui lui arrive et émet le souhait de partir rapidement.

Mais ce n'est écrit nulle part, alors le médecin décide de ne pas tenir compte de sa remarque, la mettant sur le compte d'une cohérence fluctuante. Quand je pose la poche d'alimentation à l'odeur infâme par la pompe automatique, je pleure, tentant tant bien que mal de dissimuler ces émotions à l'homme désespéré dans son lit. Je ne suis pas d'accord avec la façon dont le maintien artificiel de la vie est pratiqué pour ce patient. J'exécute les ordres, me promettant de ne jamais banaliser ce sentiment d'injustice qui me taraude. Quelques sanglots plus tard, la poche de calories est branchée. Je me retourne et tiens la main du patient, tentant de me persuader qu'ils feront le nécessaire, à l'écrit, sa femme ou lui, pour faire cesser ce calvaire. Une évidence passait dans nos regards. Sans mot, chacun comprenait ce que l'autre ne disait pas, attristé par la situation. Je n'ai pas pu m'empêcher d'identifier Monsieur E à l'un de mes proches. Je ne souhaite cette situation à aucun d'entre eux. Un long moment dans la chambre, j'ai séché mes larmes, tenté de faire bonne figure pour paraître aussi forte que lui. Puis, dans la chambre suivante, les yeux encore humides, je débarrassai un jeune trentenaire, infirmier lui aussi, de tout un arsenal de tubulures. Geste rendu possible grâce à l'amélioration de son état. Par nature, j'ai du mal à m'adapter à ce grand écart entre deux situations diamétralement opposées. Dans les jours qui suivirent, j'entendis une collègue dire : "Monsieur E a arraché sa sonde, il faut la reposer." Lorsque je retourne le voir, j'apprends que c'est par un faux mouvement du patient que la sonde s'est désadaptée. Il le dit lui-même : "Je n'ai pas fait exprès." Mais l'interprétation des soignants est la suivante : il en a assez, il tire dessus pour s'en débarrasser et nous rajoute du boulot par là même. Au moment où on lui repose le tuyau, sans lui demander son avis, Monsieur E tousse, s'asphyxie, souffre. La soignante persiste et la sonde rentrera quand même dans le circuit digestif de ce corps en déchéance. Puis, le rituel du gavage reprend son cours. Un jour, sciemment cette fois, Monsieur E décide de prendre en main les choses. Sa sonde en l'occurrence. Il tire dessus afin d'arrêter cette mécanique une fois pour toutes. L'équipe "soignante" suivante reposera une nouvelle fois la vie en plastique au condamné et, comme pour rallonger sa peine et l'empêcher de décider de son sort, attachera son bras valide par une sangle au poignet.

Et la survie suivra son cours. Et ma blouse blanche, finira en boule dans le fond du bac à linge sale du vestiaire. Elle sera ébouillantée, séchée et pliée rigoureusement par les lingères avant qu'un autre professionnel du soin n'ouvre le sachet plastique qui la contient. Il la revêtira sans se douter des sentiments dont elle a été vectrice. Il ne saura pas les larmes, les coups de tonnerres, les questions, la colère qu'elle a essuyés. Pas même ceux qu'elle essuiera dans les huit heures à venir. »

Cette fois-ci, j'étais clairement en conflit avec les conditions d'exercice du métier que j'avais choisi. Je ne me posais plus la question, c'était limpide. En relisant ce texte aujourd'hui, je vois une étudiante pleine de compassion, mais qui fait clairement fausse route sur ses envies professionnelles. Pourtant j'ai décidé d'essayer quand même, je me rassurais en me disant que je n'irai jamais travailler à l'hôpital. La situation serait certainement différente en EHPAD, on ferait primer le résident, ses choix, ses décisions sur la médecine et l'objectif de maintien de la vie coûte que coûte.

Ces analyses de pratique servent en effet à apprendre ce qui n'est enseigné ni en stage ni à l'école. Apprendre sur soi et apprendre à lire entre les lignes. Elles ont pour but de faire tirer à l'étudiant un enseignement de son expérience, quitte à ce qu'il soit révélateur d'un énorme dysfonctionnement interne.

Les pots cassés

En 2018, après seulement un an et demi d'expérience professionnelle, je constate que non seulement on ne prend plus le temps sur le terrain pour dialoguer entre professionnels, mais, pire : on ne nous demande même plus de mettre du sens dans notre quotidien. En effet, mettre du sens, requiert de prendre de la distance, faire un pas de côté pour devenir un tant soit peu spectateur de la pièce dans laquelle on joue. Ce n'est pas une marche mais un ravin qui sépare la théorie à vocation professionnalisante, les stages, le statut de stagiaire et le monde professionnel qui balaie d'un revers de main la réflexivité au profit de la rentabilité. Pour répondre aux exigences des autorités supérieures et à la pantomime de la sacro-sainte certification (une évaluation des hôpitaux publics par l'Agence régionale de santé qui a lieu tous les quatre ans), dans les couloirs, on entend des termes comme « groupe de travail sur les protocoles », « réorganisation des horaires », « groupe de réflexion » sur ceci ou cela. Cependant, contractuelle n'ayant jamais eu de contrats de plus de six mois dans un poste, je n'ai jamais fait partie d'aucune de ces instances.

D'ailleurs, je ne suis pas convaincue qu'une équipe composée de soignants qui réfléchissent à leur pratique soit une si bonne alliée pour la direction d'un hôpital. Si l'on commence à vouloir mettre du sens dans notre pratique aujourd'hui, et à réfléchir pour dénouer des situations complexes, cela donne ce que j'ai fait : on arrête. De plus, dans certains services ou EHPAD, ce sont les deux huit à eux seuls qui constituent une « situation complexe » ! On apprend sur les bancs de l'amphithéâtre que la relation de confiance soignant-soigné, l'alliance thérapeutique et la communication sont de vrais atouts dans la prise en charge et agissent sur l'amélioration de l'état de santé d'un patient. Mais concrètement, dans les services, le relationnel est le premier aspect du métier qui est laissé pour compte. Dans les EHPAD, les personnes âgées recherchent du lien humain. Dans le dernier endroit où j'ai été soignante, j'ai vite compris que mes cours de « soins relationnels » n'allaient pas me servir. Certes, toute la théorie ne peut pas être exploitée au quotidien. Mais pour répondre aux attentes des établissements de santé aujourd'hui, seul un tiers de l'enseignement théorique reçu est utilisable. Les enseignements en lien avec la santé publique, les soins préventifs, la communication, la gestion des risques mêmes ouvrent les esprits à des réflexions approfondies, à une meilleure compréhension globale de la place et du rôle de soignant dans le système hospitalier.

La formation n'est plus du tout adaptée à la pratique professionnelle. Si elle l'a été un jour. Sur le terrain, l'enjeu est aujourd'hui budgétaire : « Comment faire pareil voire mieux, avec moins, en notant en temps réel tous les actes effectués ? » Dans les instituts, on s'inquiète de former des soignants qui mettent du sens dans leurs soins. En découvrant l'aridité du milieu professionnel et après avoir fréquenté plusieurs structures, j'ai compris que le référentiel de formation, vieux de seulement dix ans, était déjà obsolète.

Quoi qu'il en soit, j'ai parcouru ma formation sans passer par les rattrapages de partiels, en menant à bien mes stages, même les plus délicats. Sur mes bilans, on pouvait souvent lire des commentaires du genre : *« Bien intégrée à l'équipe, attention cependant au positionnement en tant que stagiaire et aux remarques spontanées. »*

J'étais ce genre d'étudiante. Je n'excellais nulle part, mais ça passait toujours. Bien scolaire, bon petit soldat, je rendais mes dossiers à temps, j'écoutais les remarques que l'on me faisait en stage, même si je n'avais pas du tout l'intention de changer pour entrer dans le moule hospitalier. J'étais une future infirmière de psychiatrie ou de gériatrie, j'en étais convaincue. Mon travail de recherche s'intéressait justement à la contention en psychiatrie avec pour question de départ : *en quoi la contention en psychiatrie nécessite-t-elle une réflexion d'équipe autour du projet thérapeutique d'un patient souffrant de schizophrénie ?*

Il n'y avait qu'en psychiatrie que je trouvais du sens à mon métier. Ailleurs, je faisais du théâtre, et ça prenait. Je gagnais aussi en confiance en moi au fil des années, et je me suis permis, en milieu de troisième année, de chercher à faire valoir mes droits. Je signifiai à une infirmière qui m'encadrait qu'il était temps de commencer les transmissions (avant qu'elle discute tricot avec ses collègues du matin) dans le service de néonatologie. L'heure tournait, j'étais là depuis dix-neuf heures et il était sept heures et quart. Nous n'avions pas commencé la relève. Entre les heures supplémentaires non récupérables, la contrainte du mémoire à faire avancer, et même si c'était tout ce que j'aurais à faire le lendemain, entre mon réveil et mon service de nuit, le dédain de cette infirmière à mon égard depuis dix-neuf heures, les jugements de l'équipe sur une jeune mère vivant dans la précarité et la frustration de devoir me taire pour ne pas faire de vagues… La nuit avait été longue et éprouvante. Dès que je me suis retrouvée seule dans les vestiaires, j'éclatai en sanglots. L'ambiance était lourde et cette puéricultrice hostile envers moi. Lorsqu'une autre soignante entra dans les vestiaires et m'entendit, elle me demanda si ça allait. J'ai simplement prétexté être un peu fatiguée et pas habituée au rythme de nuit.

Il n'était même pas envisageable de lui expliquer le fond de ma pensée : j'étais une stagiaire évaluée, elle faisait partie du groupe évaluateur – je pris sur moi. En rentrant chez moi, je vidai mon sac auprès de ma meilleure amie, complètement étrangère au milieu hospitalier et qui passait quelques jours à la maison. Il n'est pas rare de se retrouver confronté à ce genre de situation en tant qu'étudiant. Nous subissons la fatigue, la contrariété, le phénomène d'accumulation des soignants encadrants qui passent en horaires de nuit toutes les trois semaines par exemple, et qui travaillent douze heures pendant trois jours de suite. Entre collègues infirmiers, on fait bloc et on se soutient. Mais une stagiaire de passage qui vient mettre le doigt sur le petit moment de détente extérieur à la vie du service, parce qu'elle veut rentrer à l'heure, là, c'est la goutte d'eau qui fait déborder le vase. Comment être disponible pour encadrer correctement un étudiant stressé si l'on est soi-même parasité ou affaibli par des conditions de travail de plus en plus pénibles ?

Au sein de la formation, on n'enseigne pas à l'étudiant comment lire entre ces lignes en tant que stagiaire ni en tant qu'infirmier. Comme si ces événements étaient considérés comme isolés. Je pense que le lien à recréer entre la formation et le terrain pourrait emprunter cette voie-là et mettre en lumière les objectifs chiffrés de l'hôpital d'aujourd'hui ainsi que leurs conséquences sur le personnel.

Les dernières larmes versées durant ma formation l'ont été devant le panneau d'affichage sur lequel était accrochée avec soin la liste des noms des étudiants diplômés d'État en juillet 2016. J'étais seule. Tous les autres, arrivés à l'heure, connaissaient déjà leurs résultats. Ils étaient installés en amphi pour écouter le mot de la directrice et récupérer quelques papiers importants. En cherchant en début de liste je vis « BASSET ». C'était gagné ! J'eus d'abord un sourire de contentement, un soupir et puis petit à petit une douce sensation de soulagement, une pression qui s'envolait, arrachant à mes cils les dernières gouttelettes. Je prenais conscience que j'étais au bout du tunnel, que tout était terminé, que j'étais arrivée. Je séchai vite mes larmes et arrivai discrètement dans l'amphi. Ma formatrice référente, Marie-Noëlle, me fit une bise enjouée en apprenant la nouvelle. Encore émue, je la remerciai vivement de ce qu'elle avait fait pour moi. Elle fait partie de ces rencontres qui ont marqué mon parcours infirmier.

Elle était arrivée comme formatrice à l'IFSI à la rentrée de ma deuxième année. C'était une ancienne cadre de santé et infirmière de soins généraux. Grande dame blonde d'à peine quarante ans, d'un naturel avenant, elle s'adressait, souriante, aux étudiants presque d'égal à égal. Je me sentais considérée en tant que personne et pas seulement en tant qu'étudiante infirmière. Lors d'entretiens semestriels, lorsqu'il m'arrivait d'évoquer des situations de stages compliquées ou injustes, elle me conseillait avec douceur et rigueur à la fois, tenant compte de mon tempérament et m'expliquant ce qui justifiait ou non que je m'insurge, et comment gagner en diplomatie. Elle semblait prendre à cœur la réussite des étudiants dont elle était référente.

En sortant de l'IFSI, je rappelai rapidement la cadre de l'EHPAD qui m'avait embauchée pour un remplacement pendant la période estivale pour lui annoncer le verdict.

PARTIE III

MON PREMIER POSTE

Comme à la maison

C'est avec un contrat de deux mois en maison de retraite que j'ai démarré ma vie professionnelle d'infirmière. Il s'agissait d'une structure sur deux sites distants d'un kilomètre et demi, dans un petit village du Morbihan. L'un était niché au cœur du bourg, l'autre un peu à l'extérieur. Ces deux maisons abritaient environ soixante-dix résidents chacune – un peu plus dans la plus récente. J'étais embauchée dans la plus ancienne. Les soixante-dix résidents étaient répartis en quatre « quartiers », sur trois niveaux, et le bâtiment était conçu de telle façon que selon l'entrée qu'on choisissait, on était au premier étage ou au rez-de-chaussée. Les aides-soignantes des services parlaient donc tantôt du « un », tantôt du « deux » pour désigner le même niveau. Il faut le vivre pour le comprendre. Les couloirs étaient labyrinthiques et j'ai mis un peu de temps à me repérer les premiers jours.

Dans la politique de l'établissement, c'était la vie et surtout l'envie des résidents qui primait. Les soignants parlaient de projet de vie, respectaient leur rythme et leurs habitudes. Pas de lever aux aurores pour la distribution des traitements dans cette maison. Les aides-soignantes accompagnaient les résidents au moment de leur réveil, au petit déjeuner ou la toilette selon leur préférence du jour. La structure accueillait des personnes âgées dépendantes, mais pas nécessairement malades. Aucun soignant ne portait de tenue blanche, mais plutôt des tee-shirts colorés avec en haut à gauche le petit logo de la maison. Nous étions dans un lieu de vie, pas dans un service de médecine gériatrique. Les familles l'avaient bien compris, le cadre et tout le personnel aussi. La plupart des médecins de ville qui intervenaient étaient dans cette même optique. Les résidents étaient chez eux. Si un matin, Monsieur X n'avait pas envie de faire sa toilette, la collègue en charge l'après-midi la lui proposerait à nouveau, mais rien ne devait être imposé à partir du moment où cela ne nuisait ni au résident ni aux autres. Il y avait bien un règlement intérieur. Mais il était par exemple de notoriété publique que Monsieur C, qui habitait seul dans sa chambre, ne se privait pas de griller quelques cigarettes à sa fenêtre entrouverte. À chaque fois qu'un soignant passait, il lui rappelait – pour le principe – qu'il était interdit de fumer à l'intérieur, notamment pour des questions de sécurité. Mais personne ne se plaignit jamais ni ne haussa même le ton. À l'heure qu'il est, un sourire me vient aux lèvres en me disant que Monsieur C est peut-être encore en train de fumer dans sa chambre en toute quiétude.

Je connaissais déjà l'idéologie de cette maison car j'avais eu l'occasion d'y passer cinq semaines de stage en première année d'études, sur le site le plus récent cette fois-ci. C'est d'ailleurs grâce au bilan positif de ce stage, que l'administration avait gardé, que j'étais arrivée assez confiante à l'entretien. Lors de la réunion de présentation des nouveaux, je m'aperçus que j'étais la seule remplaçante infirmière (sous condition de l'obtention de mon diplôme). C'était une posture plutôt valorisante, mais je mesurais aussi ma responsabilité au sein d'une équipe soignante. Le stress qui allait de pair ne se fit pas attendre.

En arrivant dans le service, le premier jour, je fus impressionnée par le nombre de personnes qui y travaillaient. Pour un « quartier », soit une petite vingtaine de résidents, on trouvait quatre agents de service hospitalier et cinq à six aides-soignants. L'équipe infirmière était composée de deux soignants à temps plein et deux à temps partiel. Un infirmier arrivait à huit heures, un autre à neuf heures, et celui de l'après-midi vers treize heures. La nuit, les aides-soignantes assuraient une présence. Je devais remplacer chaque infirmier titulaire lors de ses congés annuels. Finalement, on pouvait compter un soignant pour deux résidents. Bien entendu, les champs de compétences individuels n'auraient pas permis d'« attribuer » tel soignant à tel et tel résident. C'est le travail d'équipe qui donnait tout son sens à l'accompagnement d'une personne âgée.

Ces gens-ci

Après deux ou trois jours de doublure, c'est-à-dire de formation auprès d'une infirmière du service, passés à tout consigner dans mon petit carnet, de l'organisation d'une journée-type au code de l'ordinateur en passant par les habitudes de Monsieur ou Madame Untel, ce fut à moi d'assurer seule. Je me rappelle n'avoir que peu dormi la nuit qui précédait le grand saut ! J'avais peur d'arriver en retard, peur de ne pas y arriver, peur d'être jugée par les collègues qui connaissent parfaitement la maison. J'avais peur de ne pas être à la hauteur. Une sorte de trac, comme avant de monter sur scène ou avant une rentrée scolaire. Pour assurer le coup, j'arrivai un bon quart d'heure en avance dans le service, le temps de lire les transmissions. Une collègue m'avait laissé son numéro de téléphone portable en cas de besoin. Si toutefois j'étais perdue, je savais que je pouvais contacter l'infirmière de service sur l'autre site. Cela étant, j'ai pris mes marques assez vite. J'ai beaucoup questionné les aides-soignantes, la cadre aussi qui avait quelques informations qui me manquaient. J'avais intégré la petite routine sans trop de difficultés. Elle était ponctuée de personnages hauts en couleurs à qui je venais quotidiennement rendre visite pour des soins.

Monsieur R, par exemple, était le premier que je voyais le matin. Une aubaine pour lui, qui adorait le contact des soignants. C'était un grand homme brun, aux rides profondes et aux yeux rieurs, bien portant, octogénaire ou s'en approchant. Il avait un accent provençal chantant, à tel point que j'avais parfois du mal à le comprendre, ayant jusqu'alors toujours vécu dans la moitié nord de la France. Ce Monsieur diabétique passait son temps à plaisanter. La blague récurrente consistait à faire virevolter ses mains en tous sens alors que je venais mesurer sa glycémie. En même temps que cette chorégraphie attendrissante, il me disait : « Alors, Maya, vous venez me piquer où cette fois-ci, petite abeille ? » Et cela chaque matin. En règle générale, cela me mettait plutôt de bonne humeur.

Un étage en dessous, il y avait Madame N, diabétique elle aussi, artiste dans l'âme, une baba cool qui avait croqué la vie à pleines dents pendant de nombreuses années. Son petit plaisir était de lire de la poésie en fumant sa cigarette au soleil, parfois avec les AS qui étaient en pause, lors de la prise de glycémie qui précédait le dîner. Elle se promenait avec des sarouels colorés, n'avait pas d'horaires et a mis un certain temps à se souvenir de mon prénom. J'aimais l'esprit de liberté qui l'habitait.

En reprenant l'ascenseur, vous arriviez dans le quartier qui hébergeait, entre autres, deux perruches dans une cage et Madame L, au fond de la salle à manger. Cette résidente avait des difficultés respiratoires que nous tentions d'atténuer en lui posant un aérosol de bronchodilatateur trois fois par jour. C'était une dame d'environ soixante-dix ans dont le surpoids, l'arthrose et l'essoufflement la contraignaient à se déplacer très lentement à l'aide d'un déambulateur. Qui plus est, madame était sourde d'une oreille et très malentendante de l'autre. Quand elle me voyait arriver en lui mimant, d'une main, le masque sur le nez, elle savait de quoi il s'agissait. Après cette séance de mime, je lui demandais, en articulant au maximum dans son oreille valide : « On fait l'aérosol ? » Alors, elle prenait plusieurs minutes pour passer de la position allongée à la station debout derrière son déambulateur et enfin s'asseoir dans son fauteuil, ses pommettes charnues gonflées par un rire permanent que ma présence déclenchait. Le petit rituel consistait à lui laisser le masque sur le nez et un cadran auprès d'elle pour qu'elle puisse arrêter la machine quinze minutes plus tard ou au moins se repérer dans le temps. Une fois le nébuliseur en route, je signalais à madame que je revenais dans quinze minutes. Pour se faire entendre, elle me criait d'une voix suraiguë, pouffant de rire :

« Vous revenez, hein ?

– Bien sûr, à tout à l'heure ! » répondais-je.

À tous les coups, lorsque je revenais, Madame L s'était endormie avec le masque sur le nez, bercée par le vrombissement – insupportable pour qui dispose d'une ouïe optimale – du nébuliseur. En le lui ôtant, je la réveillais en sursaut, malgré moi.

Dans le même quartier, à quelques portes de là, habitait une dame d'environ quatre-vingt-dix ans, toute blanche et très mince. Madame D mangeait ses aliments mixés pour limiter ses troubles de la déglutition et buvait très peu. Il faisait chaud pourtant cet été-là. Pour dépister et prévenir la déshydratation, nous évaluions quotidiennement les apports et pertes hydriques de certains résidents fragiles dont elle faisait partie. En cas de besoin, Madame D avait une prescription de perfusion de sérum physiologique pour la nuit. Quasiment un soir sur deux, nous venions adapter une poche de 500 ml à son cathéter. Ce qui me touchait, chez cette dame toute frêle et mutique, c'est que c'était la seule de la maison à s'endormir avec de la musique classique. Une fois couchée, elle faisait signe aux AS d'allumer son lecteur CD et du Bach, du Vivaldi, du Chopin retentissaient jusque dans le salon du quartier. Lorsque j'arrivais avec ma perfusion prête à poser, elle faisait une moue déçue. Je me dis qu'elle n'aimait ni l'idée de dépendre d'une poche de sérum physiologique pour se réveiller tonique le lendemain, ni les piqûres dans la cuisse qui allaient avec. Je tentai alors de la distraire : j'imitais un chef d'orchestre agitant sa baguette au rythme des mesures d'une partition fictive. Je lui adressais un regard complice, qui lui disait en douceur : « Ne me lâchez pas des yeux, c'est d'accord ? Ne pensez pas à votre perfusion, je vais vous chanter une chanson, écoutez, c'est tout et tout va bien se passer, c'est promis. » Je chantonnais des airs de classique, parfois même d'autres choses, de vieilles chansons traditionnelles des campagnes françaises qu'elle aurait été susceptible de connaître. C'est souvent avec un grand sourire, les yeux bien écarquillés, qu'elle répondait à mes espiègleries. Puis je reprenais un peu mon sérieux, je m'asseyais au bord du lit quelques instants pour effectuer les gestes techniques nécessaires. Concentrée sur mes tubulures et mes bouchons, je sentais une main venir me caresser les cheveux. Madame D aimait passer ses doigts dans mes courtes boucles brunes et les regardait comme émerveillée, elle qui avait une petite chevelure blanche et fatiguée ! Souvent hirsute à la fin de la journée, quand j'arrivais chez Madame D, j'avais le droit à un démêlage gratuit à tous les coups. Un geste qu'elle semblait avoir toujours fait dans les cheveux de ses enfants : un transfert, peut-être ? Elle finissait par recouvrir et enserrer ma main entre les deux siennes. « Bonne nuit ! Demain matin, c'est Sarah, et nous, on se voit demain soir », lui disais-je. Elle souriait et plissait les yeux en guise de réponse.

À l'autre extrémité de la maison, au niveau le plus élevé, il y avait une résidente qui habitait dans une chambre, au fond d'un couloir. On ne passait pas devant par hasard, il fallait vouloir y aller. Madame G était âgée de quatre-vingt-seize ans, je crois. Elle était belle, avec ses longs cheveux gris souvent tressés. Alitée certains jours et levée d'autres, elle était incapable de faire un pas toute seule. Elle passait du temps au lit ou dans son fauteuil coquille. J'ai peut-être entendu un « oui » et un « non » sortir de sa bouche un jour, à moins que je l'aie rêvé. Cette dame ne parlait quasiment pas, elle gémissait. Elle pleurait de douleur certains jours, malgré la morphine. Une escarre lui avait abîmé le sacrum, des douleurs articulaires la paralysaient, un syndrome parkinsonien venait aussi s'en mêler. Même si son neveu venait la voir souvent, Madame G semblait attendre la mort, ni plus ni moins. Les aides-soignantes passaient du temps à prodiguer des soins de confort et esthétiques. Elles lui donnaient un shampoing très régulièrement, en profitant pour lui masser le cuir chevelu, et refaisaient les tresses de sa longue chevelure. Avant de l'habiller, elles imprégnaient leurs mains d'huile de massage et pratiquaient un toucher relaxant et apaisant. L'inclinaison des sourcils de Madame G témoignait de l'efficacité du soin. Moi, sans trop savoir si cela lui plaisait, je lui chantais des chansons en refaisant ses pansements. Elle ne souriait jamais. Couchée à plat sur le dos, elle me fixait l'air soucieux, grave même, avec ou sans chanson. Chaque fois que j'entrais dans cette chambre, j'avais l'impression de voir une mère faire les gros yeux comme pour faire comprendre à un enfant qu'il vient de faire une bêtise. Je savais que je n'aurais pas de réponse à mes questions mais je l'interrogeais quand même sur ce regard, je lui parlais de la météo, des visites de son neveu. Et je chantais. À la fin de mon soin, je repartais en pensant que j'avais en face de moi quelqu'un qui comprenait parfaitement ce que je disais, mais qui ne réagissait plus autrement que par ce regard glacial. Cette rencontre m'a touchée tout autant que les autres. Non pas parce qu'il s'est créé une complicité rare entre la résidente et moi ; au contraire, parce que je n'ai jamais trouvé la clé de la communication avec elle ni même réussi à décoder ce qu'elle voulait me dire à travers son mutisme et ses yeux sombres. Cette dame est l'une des personnes qui m'a le plus déstabilisée dans mon rôle de soignante. Le fait qu'elle n'ait jamais changé d'expression à mon contact me laisse à penser que j'ai raté quelque chose, que je manquais de compétences, de connaissances aussi probablement pour prendre soin d'elle, y compris sur le plan psychologique.

Voilà quelques-uns des charmants habitants de cette maison. Ces rencontres ont été mes premières vraies relations soignant-soigné hors du statut de stagiaire. C'est aussi à ce moment que se sont confirmées l'importance, la beauté et la complexité de l'aspect relationnel du métier d'infirmière tel que je l'envisageais. La personne que j'étais et l'infirmière que j'étais devenue parvenaient ensemble à apporter de la vie dans la dernière demeure de ces personnes.

Cela concerne autant les résidents que l'équipe d'ailleurs. J'ai trouvé là-bas de vraies alliées. Des aides-soignantes consciencieuses, indulgentes envers mon inexpérience mais surtout très bonnes conseillères sur les habitudes des résidents. En plus des consignes de mes pairs, elles m'expliquaient aussi comment les autres infirmiers organisaient leurs matinées lorsqu'ils étaient seuls pour toute la maison. Cela m'aidait énormément à trouver mes repères. Elles faisaient preuve d'écoute et de bienveillance auprès des résidents autant qu'envers moi. La politique d'autonomisation et d'adaptation du soignant à la personne se lisait dans chacun de leurs soins. Tous les soignants de la maison travaillaient réellement en collaboration et dans une dynamique positive. Lorsqu'une ASH remplaçante qui s'était fait porter pâle fut vue en pleine forme à l'extérieur, personne n'en profita pour faire un scandale dans son dos. Bien sûr, cela s'était su et chacun avait sa petite idée sur la question. On entendit quelques remarques ironiques pour faire passer la pilule, mais nul ne l'attaqua trop violemment ni ne se plaignit de la surcharge de travail engendrée. Une sorte de voile pudique, de réserve était de mise pour le bien-être et la cohésion de l'équipe. Je n'ai retrouvé cette autorégulation nulle part ailleurs. De plus, les idées nouvelles en matière de thérapeutique, à condition qu'elles soient argumentées, étaient acceptées par la cadre et le médecin coordonnateur. J'ai ainsi découvert l'efficacité incontestable du miel de thym pour la cicatrisation en deux mois d'une escarre sacrée à un stade très avancé. Ajoutez à cela un brin d'humour et de détente et vous obtenez l'équipe que j'ai côtoyée. Je me souviens, par exemple, être arrivée dans le quartier des perruches un matin. Les aides-soignantes arrivent à deux, la mine sombre et m'annoncent :

« On a eu un décès.

– Qui ça ? »

J'étais stupéfaite. La veille, tout le monde allait bien et rien n'était noté dans les transmissions.

Je ne comprenais pas ce qui avait pu se passer.

D'un hochement de tête, l'une d'entre elles m'indiquait la direction d'une chambre.

« Quoi ? Madame C ? Mais qu'est-ce qu'il s'est passé ? Rien n'a été noté ! »

En me précipitant vers la porte, je vois la cage aux perruches et j'ai le temps d'apercevoir qu'il n'y en a plus qu'une au lieu de deux, la veille ! Pff, je venais de comprendre…

« C'est ça, votre décès ? C'est malin », leur dis-je, en levant les yeux au ciel. Je m'étais fait avoir, et cela nous avait détendues toutes les trois.

« On a fait ce qu'on a pu, mais c'était trop tard », répondirent-elles, l'air faussement grave.

En riant, elles reprirent le cours de leur travail et moi le mien. Elles me mettaient de bonne humeur. Une autre fois, un week-end, je travaillais en coupure, c'est-à-dire avec une pause de treize heures à seize heures trente. Je vivais à quarante minutes de mon lieu de travail, si bien qu'il n'était pas si évident de rentrer chez moi sur les moments de répit. Pour éviter de laisser ma chienne seule chez moi trop longtemps, je l'emmenais dans ma voiture, garée à l'ombre, et la sortais dix minutes toutes les deux heures pendant mon temps de travail et, lors de ma coupure d'après-midi, plusieurs heures durant. Je la remettais dans la voiture en retournant travailler l'après-midi. Seulement, ses aboiements avaient alerté les soignants et les résidents du PASA[1] situé près du parking. Une aide-soignante me demanda :

« C'est à toi ce petit chien ?

– Oui, en effet. Je l'emmène, vu l'amplitude horaire. Ça fait long pour elle à la maison, toute la journée sans personne, et puis je suis à Vannes, donc ce n'est pas tellement intéressant de rentrer.

– Oh oui, mais là elle doit avoir chaud dans ta voiture ! Pauvre petite.

– Je la sors régulièrement, je lui donne à boire, la voiture est à l'ombre. Je n'ai pas trouvé d'autre solution.

– Eh bien prends-la avec toi dans les services, je suis sûre que les résidents seraient contents.

– Oh, tu crois ? Mais ce n'est pas tellement réglo ça ?

– Tu sais, ils connaissent mon chien ! Le chien du PASA, c'est le mien ! La cadre n'est pas là, elle n'est pas obligée de le savoir et en plus, il arrive aussi qu'elle ramène le sien, un petit Scottish qui la suit partout. Même si elle passe à l'improviste, tu lui expliques, je crois qu'elle ne te dira rien.

1. Pôle d'activités et de soins adaptés.

– Bon, bon. Eh bien d'accord, je vais peut-être faire ça. Moi, c'est une petite Jack Russel. Elle est très gentille, mais un peu espiègle. Je l'attacherai si je vois qu'elle est trop remuante. »

Ni une ni deux, dès le lendemain, Laïta était dans la maison avec moi. Je lui avais fait un nid dans le bureau infirmier. Je l'y laissais quelques instants pour les soins situés au même étage. Mais elle pleurait et les AS, qui la trouvaient attendrissante, ne pouvaient s'empêcher de me la garder en plus de leur charge de travail initiale. Ma jeune chienne me suivait assez docilement, elle allait quémander des caresses aux anciens, leur donnait le sourire et faisait briller leurs yeux, leur rappelant les animaux de compagnie qu'ils avaient eus dans le passé. Parfois, certains résidents la confondaient avec Lulu, le chien de la cadre de santé. Pour une personne âgée avec des troubles de la vision ou des soucis cognitifs, c'était à peu près le même modèle. Ça aurait pu poser problème quand à deux reprises, habituée à jouer avec des balles de tennis, Laïta alla mordiller les balles jaunes qui servaient de patins aux pieds des déambulateurs des résidents. Mais elle ne s'en prenait qu'à des déambulateurs « à l'arrêt », que leurs utilisateurs avaient laissés sur le côté pour s'asseoir. La chienne se tenait à l'écart des personnes qui utilisaient un déambulateur car elle se méfiait de la maladresse et du bruit saccadé qu'ils faisaient, ce qui m'arrangeait bien. Elle restait dans le couloir quand je rentrais faire des soins dans une chambre, allait rejoindre un petit groupe de mamies pour faire connaissance. La présence de Laïta dans les quartiers ne semblait déranger personne. La plus dérangée fut peut-être la perruche survivante. En arrivant dans ce quartier, la chienne avait tout de suite repéré que les chants d'oiseau provenaient de cette cage surélevée d'un mètre de haut. Voyant ses oreilles dressées et sa posture de chasse, je l'ai immédiatement attachée à mon chariot, qu'elle tirait à gauche et à droite. Les pauvres résidents venaient de perdre une de leurs perruches au cours de la semaine écoulée, ça n'était pas pour que l'autre se fasse croquer !

J'ai passé des moments de travail très agréables au sein de cette maison, auprès de ses habitants et des soignants envers qui je suis très reconnaissante de m'avoir donné envie. Envie de bien faire, envie de poursuivre, envie de penser qu'on peut trouver du plaisir et du sens dans le quotidien d'infirmière. C'est quand on fréquente une équipe comme celle-là que l'on se rend compte de la symbiose des soignants qui la composent et de l'importance de relations personnalisées entre soignants et soignés. Dans cette maison, je n'ai jamais eu la sensation d'être un pion interchangeable. Certes, j'effectuais le remplacement des infirmiers titulaires et je n'étais que de passage, mais malgré cela, la relation de confiance que j'ai bâtie avec les résidents était propre à la rencontre de leur personnalité et de la mienne. C'est parce que j'étais dans cette disposition d'ouverture, de nouveauté aussi, à l'affût du moindre acquis, que j'ai été capable d'avoir ces échanges. C'est aussi parce que l'organisation globale de la structure me permettait d'avoir le temps de m'intéresser aux personnes et pas seulement à leur nom de famille.

Confondre vitesse et précipitation

Dans l'organisation infirmière, il y avait tout de même quelques bizarreries. Notamment la chronophage vérification des piluliers jetables préparés à la pharmacie du village. Celle-ci avait fait l'acquisition d'une machine qui affichait la prescription pour le matin, le midi et le soir de chaque résident. Cette machine était livrée avec de petites boîtes en plastique jetables à remplir à la main par la pharmacienne. L'appareil imprimait alors une étiquette nominative qui venait sceller le pilulier et mentionnait son contenu théorique. Cela dit, rien ne garantissait son efficacité contre une erreur de dosage, de forme ou, pire, de molécule. L'informatisation de la prescription était-elle un gage de sécurité ? Absolument pas. Nous recevions des semainiers composés de sept fois quatre cases (matin, midi, soir, coucher) à vérifier voire à compléter. En effet, certains traitements anticoagulants pouvant varier d'un jour à l'autre, il fallait penser à les rajouter. Idem pour les laxatifs, les hypnotiques en « Si besoin », c'est-à-dire à donner à la demande du patient ou si nécessaire selon une évaluation infirmière, la dopamine pour les personnes atteintes de troubles parkinsoniens, qui se prend à des heures précises et parfois hors des repas. Donc modernité ou pas, nous nous devions d'y passer du temps.

Je me suis souvent demandé s'il n'était pas plus long et plus coûteux de vérifier tous ces semainiers à la conception semi-informatisée que de les préparer nous-mêmes. Malheureusement, cela ne dépendait pas des décisions infirmières. Avant mon arrivée, peut-être l'équipe avait-elle été consultée à propos de la préparation des piluliers. Lorsque nous nous retrouvions à trois (l'infirmière du matin qui partait à quatorze heures trente, celle de la journée qui partait à seize heures et celle du soir) à « faire les semainiers » ou « faire les laxatifs » – c'est-à-dire vérifier les cachets et compléter les boîtes de laxatifs pour une journée, par quartier et selon les prescriptions des résidents –, chacune y allait de sa remarque sur le temps passé, la quantité de déchets produits… Nous travaillions avec la seule pharmacie du village, située à deux cents mètres. Je pense que les équipes de direction n'avaient pas tellement eu leur mot à dire…

Par ailleurs, une combinaison de mauvaises habitudes, relevant cette fois clairement de mon organisation, m'a conduite à vivre ce que craint chaque soignant.

C'était un dimanche d'août, midi approchait. J'avais terminé mes soins divers, mes pansements, et je faisais le tour des glycémies et insulines à administrer avant le repas. Pour m'alléger un peu, j'avais laissé mon chariot à l'étage et simplement pris un plateau carré qui contenait tout le matériel nécessaire à la mesure de la glycémie, les stylos à insuline nominatifs et leurs aiguilles jetables. J'embarquai aussi une petite boîte faisant office de poubelle à aiguilles de fortune. Cela avait l'avantage de me faire gagner de précieux allers-retours et donc des minutes. Week-end oblige, j'étais seule le matin pour les quatre quartiers. Il fallait optimiser chaque déplacement pour gagner du temps, éviter d'oublier du matériel.

La matinée finissait, son rythme avait été soutenu. Je terminais mon tour de glycémies. Retrouvant mon chariot à la sortie de l'ascenseur, j'éliminai mes aiguilles usagées dans la poubelle réellement prévue pour cela. Tout en échangeant avec une aide-soignante du quartier qui accompagnait les résidents à table, je remettais de l'ordre sur mon chariot. Par réflexe, je jetai dans ma poubelle d'appoint l'aiguille sous-cutanée de l'insuline qui avait servi à Madame N.

Tandis que je jaugeais l'emplacement de ma petite boîte à déchets, sans couvercle au bord de mon champ visuel, pour y mettre l'autre aiguille qui avait servi à prélever un peu de sang, je ne regardais pas mes gestes et agissais de manière automatique en m'adressant à l'aide-soignante qui me racontait sa matinée. Le temps de me rendre compte qu'une douleur envahissait mon majeur droit et c'était fait! Je ressortis mes phalanges de cette petite boîte avec, juchée au bout de l'une d'elles, l'aiguille sous-cutanée qui avait injecté l'insuline à Madame N. Mon geste peu précis à cause de la fatigue de fin de matinée, la précipitation, une erreur d'appréciation, une inattention, m'avait conduite tout droit à l'accident d'exposition au sang. C'est ainsi que l'on nomme tout contact avec du sang se déroulant par piqûre, coupure ou projection sur les muqueuses ou sur une plaie. Ces accidents peuvent être responsables de la transmission de maladies comme le sida ou l'hépatite C, c'est pourquoi, de nombreux protocoles et règles nationales de bonne pratique régissent les soins.

Cette scène a peut-être duré deux minutes entre le moment où je suis remontée de chez Madame N et celui où j'ai sorti mon doigt de cette maudite boîte, avec une aiguille usagée plantée dedans. Mais tout s'est enchaîné si rapidement que ni moi ni ma collègue n'avions pris conscience que j'étais en train de prendre de gros risques. Ce n'est pas tellement l'aiguille qui fait mal, c'est la surprise et encore plus le fait de savoir que cette aiguille est entrée dans la chair de quelqu'un d'autre avant d'entrer dans la mienne. J'informai immédiatement l'aide-soignante avec qui je discutais juste avant.

Puis, je décrochai l'aiguille, lavai mes mains et désinfectai mon doigt de longues minutes dans une solution chlorée. Vexée de m'être piquée mais contente de savoir sur quel patient l'aiguille avait servi, j'appelai la cadre de santé pour la prévenir.

« Bon, eh bien c'est le métier qui rentre ! Tu portais des gants ?

– Non, je n'en ai pas mis pour piquer, pour aller plus vite et puis je n'ai pas pensé à en mettre pour jeter les aiguilles.

– Bon, tu ne pourras pas dire que tu ne savais pas », me dit-elle d'une voix moralisatrice mais clémente.

J'appelai alors le médecin coordonnateur puis allai expliquer la situation à Madame N. Elle était désolée pour moi et accepta sans sourciller un dépistage VIH, hépatite B et C. Elle serait prélevée le lendemain matin. Je n'étais pas sereine, car Madame N n'était pas une de ces épouses de commerçant ou de paysan qui avaient connu leur mari très jeunes et n'en avaient jamais changé. Elle avait eu plusieurs vies en une ! Elle avait sûrement connu plusieurs hommes et profité pleinement d'une vie de bohème. Heureusement, j'appris quelques jours après qu'elle était saine. Un collègue m'avait prélevée aussi et, apparemment, j'étais hors de danger.

« C'est le métier qui rentre ! »

Je m'en serais bien passée. Cela dit, je ne me suis jamais repiquée. J'ai repris la bonne habitude de porter des gants après cette expérience malheureuse, quitte à prendre un peu plus de temps pour les mettre et les enlever. Je ne me servais plus de la poubelle intermédiaire, toujours aussi pratique pour mes collègues.

Mon tour de glycémies était donc un peu plus long, moins économe en gestes, mais plus sécurisé. Enfin, au moins durant le mois qui suivit. Mais lorsque je changeai de lieu de travail et de région, les mauvaises habitudes qui faisaient gagner de précieuses minutes se réinstallèrent vite fait. La course au temps, encore et toujours.

La fin justifie les moyens

Parmi les événements marquants vécus lors de ce premier contrat, je n'oublierai jamais la première situation d'urgence que je dus gérer seule. Elle concernait Madame D. Quel âge avait-elle ? Je ne me souviens pas. Malgré son diabète et son hypertension, je peux vous dire qu'elle était fringante ! C'était une dame souriante, à la silhouette potelée, qui se déplaçait grâce à un déambulateur. Elle serrait la main des soignants, prenait des nouvelles si elle ne nous avait pas vus depuis plusieurs jours. Elle avait l'habitude de faire une sieste après le repas. Autonome en tout ou presque, elle menait sa petite vie, à son rythme. Sa famille lui rendait souvent visite.

Un après-midi, Madame D ressortit de sa chambre, après son somme, en se tenant penchée sur son déambulateur. Son regard vague et son visage sans expression nous laissèrent pressentir, à Océane, une aide-soignante du quartier, et moi, que quelque chose d'anormal était en train de se produire. Elle ne répondait pas à nos questions, semblait même ne pas les comprendre. Elle restait mutique, comme absente. Aucune réaction non plus ne la parcourait lorsque je lui tapotais les joues ou lui frictionnais le dessus des mains. La voyant chavirer progressivement sur le côté, nous décidâmes de l'asseoir sur une chaise afin de contrôler ce qui pouvait l'être. La glycémie était convenable, pas de fièvre, les fréquences cardiaque et respiratoire correctes, la saturation en oxygène bonne également. Oui, mais la tension artérielle était à 16. Ce qui est élevé mais courant chez des personnes hypertendues. Dans mes yeux d'infirmière novice, cela me semblait être une absence épileptique, ou plutôt un processus obstructif type AVC[1] ou accident ischémique transitoire. Pas de paralysie faciale, pas d'hypotonie musculaire latérale, pas de perte de connaissance ni d'antécédent de syndrome comitial.

Après avoir demandé à Océane de raccompagner Madame D dans sa chambre et de la placer en position demi-assise dans son lit, j'appelai son médecin traitant pour qu'il passe la voir rapidement afin de déterminer d'une conduite à tenir. En attendant qu'il arrive, j'avais l'intention de garder Madame D à l'œil, de prendre ses constantes régulièrement pour constater la moindre évolution de la situation. À peine raccroché, je notai dans l'ordinateur la situation de Madame D et mon appel au médecin. Je retournai la voir et lui expliquai que le

1. Accident vasculaire cérébral.

médecin était prévenu, qu'il passerait bientôt. Pas de réponse, bien sûr. Toutes les constantes étaient stables.

Je continuais à vérifier mes piluliers quand, dix minutes plus tard, Océane m'appela pour me demander de venir voir Madame D. Bien assise dans son lit, elle était méconnaissable. Elle avait retrouvé toute sa vigueur et son expressivité, la parole, bref, c'était bien elle ! Elle nous demanda s'il y avait un goûter de prévu. Je me souviens du regard de soulagement et de joie qu'Océane et moi avons échangé. Dans notre esprit de soignantes, si la résidente demandait un goûter, c'est qu'elle savait se repérer dans le moment de la journée et surtout qu'elle avait toute la présence d'esprit d'une personne capable de demander à manger intelligiblement. Enfin, elle avait faim et ça, de manière empirique, nous pensions que c'était bon signe. Je proposai à Madame D de rester prendre son goûter assise au bord du lit, quitte à se lever plus tard, compte tenu de ce coup de « moins bien ». Elle accepta d'un « Oh, eh bien si vous préférez, c'est comme vous voulez, hein, c'est vous qui savez ce qu'il y a de bon pour moi ! »

Sa tension était descendue à 15. Je ne rappelai pas le médecin, car je voulais qu'il se déplace quand même. Cette absence restait toujours inexpliquée et cela me rassurait de penser que j'avais rempli mon rôle. Dorénavant c'était au médecin de faire le nécessaire. Je notai l'heure d'amélioration de son état et ses nouvelles constantes dans l'ordinateur.

Le médecin vint, je lui détaillai l'après-midi de Madame D. J'ai également parlé de malaise à la famille, qui comprenait la situation. La petite-fille de la résidente était infirmière, elle aussi.

Pendant plusieurs semaines, ces absences se sont répétées. De plus en plus longues, presque toujours l'après-midi, une à deux fois par semaine. Puis elles sont devenues de plus en plus critiques, valant à Madame D quelques aller-retour aux urgences de l'hôpital le plus proche. On ne chercha pas beaucoup plus, car la situation revenait à la normale sans qu'il soit nécessaire d'intervenir, même si cela prenait chaque fois un peu plus de temps. Les malaises atteignaient à présent le système respiratoire de Madame D qui désaturait sans qu'on sache pourquoi. Grâce au masque à oxygène et au concentrateur postés près de sa chambre en cas d'urgence, nous réussissions à éviter d'aggraver l'insuffisance respiratoire.

Un jour, alors que j'étais de service, la situation empira.

Elle n'était plus en état de se lever depuis deux ou trois jours, ses talons s'abîmaient, ses orteils et ses doigts étaient cyanosés, ses jambes marbrées. Sa respiration bruyante et son visage crispé et grisâtre témoignaient d'une mauvaise oxygénation. Agitée, elle ôtait constamment le masque à oxygène de son visage. Pour tenter de prévenir les douleurs et l'inconfort, le médecin avait juste prescrit un patch de morphine peu dosé, censé la détendre un peu sans aggraver sa dyspnée. L'état général de Madame D me faisait irrémédiablement penser à un décès imminent, malgré mon peu d'expérience. Je crois que ce sont des choses qui se sentent si on y est sensible, soignant ou pas. Sans hésiter, j'avais prévenu la famille, l'invitant à rendre visite à leur aînée.

Sur place, la petite-fille de Madame D souligna l'agitation de sa grand-mère. Je lui dis qu'elle avait un patch de morphine, je ne voyais pas tellement d'autre solution. « A-t-elle reçu du Valium® ? me demande-t-elle.

– Non. C'est vrai que ça pourrait la soulager. Mais je n'ai pas de prescription. Vous connaissez tous les risques que cela engendre ? Je peux vous laisser en parler un moment si vous voulez. »

Je laissai le soin à la petite-fille d'expliquer à sa mère les conséquences d'une ou plusieurs doses de Valium®. En effet, vu l'état de faiblesse de la résidente, un puissant anxiolytique, sédatif et dépresseur du système nerveux, allait certainement faire diminuer son agitation, mais pouvait aussi avoir des conséquences funestes. Il était donc important pour moi que toute la famille présente soit bien consciente que le risque de mort imminente de Madame D pouvait être accru par l'injection de Valium® avant d'en demander au médecin.

Ce que je craignais ne se fit pas attendre. Lorsque je revins les voir, la mère me demanda :

« Mais, on ne pourrait pas l'emmener aux urgences ? Peut-être que là-bas ils sauront quoi faire, ou lui donner un régime enrichi pour la remettre sur pied.

– Mais enfin Maman, répondit sa fille en levant les yeux au ciel l'air désabusé.

– Malheureusement, madame, ils ne feront rien de plus aux urgences. Si c'est la fin, il faut juste accompagner, être là, rendre ce moment le plus serein possible pour la personne qui s'en va, lui expliquai-je calmement.

– Mais si on n'essaye pas, on ne saura jamais ! » insista-t-elle, désemparée.

La fille semblait agacée par l'obstination de la mère, qu'elle jugeait déraisonnable. Il était évident que cette dernière ne comprenait pas la situation, et, dans un moment de déni de la réalité, essayait de se protéger d'un événement difficile à accepter. Une aide-soignante du service essaya à son tour de rendre plus limpide encore la situation. Je la laissai échanger avec la famille et appelai le médecin pour qu'il me faxe une ordonnance afin de soulager Madame D quand les proches seraient tombés d'accord. Le but n'était pas de provoquer une polémique dans la chambre de la résidente, mais bien de laisser le temps à sa fille de cheminer vers la réalité. Finalement, la famille au complet finit par venir me trouver au bureau infirmier en me demandant de faire ce qui était le mieux pour Madame D, me faisant confiance pour aider leur aînée à s'apaiser.

L'aide-soignante m'assista lors de l'injection, tandis que la famille attendait dans le couloir. Nous remîmes les oreillers en place, les draps bien lisses et bien bordés et un petit coup de peigne dans les cheveux de Madame D.

Le temps d'arranger le lit et la dame, l'injection avait fait effet : la respiration de la résidente était plus profonde, plus apaisée aussi, et les traits du visage plus détendus. Nous laissâmes la famille se recueillir dans la chambre et tenir la main de Madame D pour l'accompagner. Puis peu de temps après, vingt ou trente minutes à peine, la petite-fille sortit de la chambre les yeux rougis par le chagrin et informa l'aide-soignante du décès de sa grand-mère.

J'appelai le médecin de nouveau pour qu'il vienne constater le décès. J'étais un peu perdue et ne savais pas dans quel ordre m'occuper de tout, entre les pompes funèbres, la toilette, les papiers à faire remplir par la famille. Pour réussir à m'organiser, je téléphonai à l'infirmière de l'autre site. Et là, surprise, au bout du combiné c'était Éva, l'infirmière douce et compréhensive qui m'avait encadrée lors de ma première confrontation à la mort d'un résident, alors que j'étais stagiaire. J'étais contente de savoir que les conseils viendraient de cette soignante dont j'admirais les méthodes. Elle m'expliqua la marche à suivre en me proposant de rappeler si j'avais des questions.

Cela me prit bien sûr du temps. Je consacrai l'heure et demie suivante à mes transmissions et à tout ce qui avait pris du retard. Ce fut aussi un sas de décompression. J'étais seule face à mon ordinateur, les aides-soignantes faisaient leurs transmissions aux filles de nuit dans les quatre coins de la maison. Je réfléchis à la manière dont s'était déroulée l'après-midi, à la peine de la famille.

Je pensai à mon positionnement vis-à-vis des proches de la défunte et à la manière de l'améliorer. À vingt et une heures, le téléphone sonna. Je décrochai, un peu anxieuse d'un appel si tardif : ce n'est pas souvent bon signe. C'était Éva qui, en partant, me rappelait pour savoir si tout s'était bien passé et si j'avais réussi à finir ma journée. Cette attention, cette solidarité me mirent du baume au cœur.

En rentrant chez moi, j'étais plutôt fière de moi et de la façon dont s'étaient déroulées les choses, malgré tout. La famille avait pu se rendre disponible, la dame était digne, sereine et bien habillée. Elle reposerait dans une chambre mortuaire jusqu'à l'arrivée des pompes funèbres le lendemain matin.

Avec le recul, je considère que j'ai énormément de chance d'avoir fait mes premiers pas en tant qu'infirmière diplômée dans un établissement comme celui-là. L'aspect presque familial des relations entre soignants, mais aussi entre les soignants, les résidents et les familles, donnait une dimension très agréable au contexte de travail. La bienveillance de mes collègues, y compris dans des moments difficiles, et leur sollicitude professionnelle et personnelle, compte tenu de mon inexpérience, ont été également très réconfortantes. Grâce à elles, j'ai pris confiance en moi. Le fait que la cadre de santé m'ait félicitée de vive voix y est sûrement pour quelque chose aussi. Dans de bonnes dispositions, j'allais travailler avec plaisir. Il m'est même arrivé de ressentir une légère frustration quand arrivait un de mes week-ends de congés, rapidement remplacée par la jouissance que provoque le temps libre, évidemment ! Mais le lundi, j'étais contente de revenir.

Ce sont les choix de la direction et le projet de l'établissement qui insufflent cette énergie positive aux équipes de soins. Une formation adaptée au soignant selon ses missions est également un facteur de bonne entente et de confiance. Le ratio d'un à deux infirmiers pour quatre-vingts résidents est cependant insuffisant. Mais je crois qu'une des clés est là : réussir à donner envie au personnel de faire de son mieux, en acceptant d'en demander moins pour lui laisser créer du lien avec ses collègues et auprès des résidents, sur du temps payé. Cela permet une meilleure confiance en soi à l'échelle individuelle, une meilleure connaissance des besoins de chaque résident et une cohésion d'équipe inébranlable. À terme, cela donne une organisation efficace et une structure attractive, tant pour les familles que pour les soignants.

PARTIE IV

BERRICHONNE
À DURÉE DÉTERMINÉE

Les gueules cassées

L'été en Bretagne n'était pas fini que je trouvai un CDD de quatre mois en maison de retraite médicalisée, publique ici aussi, dans le centre de la France, à partir de septembre. J'avais décidé d'aller construire une histoire singulière avec un artiste parisien, berrichon d'adoption, dont les textes et la voix, qui m'était familière depuis ma naissance, avaient d'abord attisé ma curiosité, puis le brasier de mon cœur ému. Je n'avais envoyé qu'une candidature, passé qu'un seul entretien et j'appris que, des deux postulants, j'étais celle qui avait été retenue. Quelle chance ! Les contrats d'infirmière (même à durée déterminée) étaient une denrée rare dans les campagnes berrichonnes. C'était l'EHPAD ou le petit centre hospitalier avec ses trois services, et ça m'allait bien ainsi.

J'arrivai dans un établissement flambant neuf de quatre ou cinq ans. Les couloirs étaient larges, les quatre services de plain-pied abritaient chacun un petit salon avec télé. Un code couleur au sol et sur les murs permettait aux soixante-quinze résidents de s'orienter.

L'établissement comptait aussi une unité sécurisée hébergeant des personnes âgées atteintes de démences avec un risque accru de fugue et de désorientation. Dans le hall, on trouvait un PASA[1], c'est-à-dire une pièce dans laquelle se réunissait une dizaine de résidents pour pratiquer des activités du quotidien et ainsi travailler leurs fonctions cognitives avec deux aides-soignantes formées pour cela. Il y avait aussi un salon de coiffure ainsi qu'une grande salle à manger. En face d'un vaste bureau infirmier qui communiquait avec la salle de soins, on trouvait une salle de bains avec une baignoire de balnéothérapie, le bureau médical et le bureau de la cadre de santé sans cadre dedans. Elle était en arrêt maladie prolongé à la suite d'un problème de santé qui aurait pu s'avérer fatal.

Je découvris assez vite pourquoi il y avait aussi peu de candidats au poste. Les équipes étaient complètement décousues. L'administration comptait une secrétaire aguerrie, une autre en emploi aidé qui faisait de son mieux mais se reposait beaucoup sur sa collègue car, de toute évidence, elle manquait de formation. La directrice, diplômée depuis deux ou trois ans, s'était retrouvée parachutée là contre son gré. Avec un tempérament lunatique et vampirique, elle usait les équipes, venait jusque dans la salle de soins réclamer des tâches aux infirmières à vingt heures, à la fin de leur service, ou se plaindre d'un budget incalculable quand ce n'était

1. Pôle d'activités et de soins adaptés.

pas pour évoquer ses problèmes personnels devant qui voudrait bien les entendre. Plusieurs fois, à n'importe quel moment de la journée, elle me fit faire le tour des bagageries, de grandes pièces dont j'ignorais l'utilité, mais servant visiblement de débarras, en me demandant à qui appartenaient sacs, fauteuils ou autres objets entassés là depuis des lustres. Nous étions toutes d'accord pour admettre que cette directrice n'était pas à sa place et soupçonnions que sa personnalité avait été altérée par des épisodes de vie douloureux. D'ailleurs, en janvier 2017, elle fit une sortie très théâtrale. Un beau jour, elle fit frénétiquement ses cartons et vida son bureau sans donner d'explications à personne, envoya un message de remerciements à plusieurs soignantes qui ne savaient pas pourquoi elles avaient été choisies comme destinataires, et disparut. Finalement nous apprîmes qu'elle était en arrêt maladie. Elle fut remplacée par un directeur intérimaire. Une administratrice à bout de souffle complétait enfin ce tableau et tentait de maintenir la maison à flot.

Concernant l'équipe infirmière, je fis la connaissance de deux collègues attentives et passionnées par leur métier, qui se suivaient depuis plusieurs années dans les différentes structures de soins de la région. Durant mes premiers jours de doublure, je rencontrai aussi Charlotte, une jeune infirmière qui avait intégré l'équipe un mois avant moi. Nous comprîmes alors rapidement que nous étions les deux seules candidates au même poste et que nous avions été embauchées toutes les deux jusqu'à décembre pour permettre aux deux infirmières déjà en poste de récupérer leurs heures supplémentaires. La direction tentait de nous mettre en concurrence pour n'en garder qu'une en janvier. Curieuse méthode pour garantir la cohésion d'une équipe.

Surprises et déterminées, nous décidâmes de faire bloc et de nous allier. Nous étions alors toutes les quatre à temps plein, ce qui nous permettait de tourner à trois (une le matin, une la journée et une le soir) la plupart des jours ouvrés. Charlotte était la reine de l'organisation. Elle triait, créait des dossiers, des pochettes à thèmes, rangeait tout de manière ergonomique, créait de petites étiquettes nominatives, des listes. Elle m'impressionnait par son efficacité. Stéphanie et Catherine, endossaient quant à elles le rôle de cadre mieux que personne.

Elles connaissaient bien les équipes, les familles, les résidents, le fonctionnement de madame la directrice et les rouages de l'établissement. En effet, compte tenu de l'absence de la cadre, nous la remplacions, chacune pendant son service. Malheureusement, je n'avais tout simplement pas les épaules. Je n'étais sortie de l'école que deux mois plus tôt et je me retrouvais à assurer la coordination d'une équipe qui connaissait mieux que moi l'établissement, valider les commandes de matériel pour les aides-soignantes, animer des réunions évoquant les projets, les envies des patients à court et moyen terme, gérer les erreurs, les changements ou les imprévus sur les plannings des équipes soignantes. Ce n'est pas chose facile, lorsqu'on débarque à peine, que de devoir appeler quatre ou cinq personnes à six heures trente du matin pour organiser un remplacement *in extremis*.

Certaines aides-soignantes se portaient même volontaires pour revenir pendant leur jour de repos. Régulièrement, des modifications de plannings étaient effectuées sans que les personnes concernées aient été prévenues. Je me souviens avoir réveillé une aide-soignante un matin, lui indiquant qu'elle était de service à six heures et demie selon le planning modifié la veille. Cependant, la veille, elle était en congés. En arrivant, elle me soutint que l'administration ne l'avait pas prévenue de la modification apportée, allant même jusqu'à me montrer son historique d'appels pour faire foi. De leur côté, les filles des bureaux, débordées par un tas d'autres problèmes, avaient dû se refiler le bébé sans trop s'en parler et, moralité : personne n'avait appelé la pauvre Sarah qui était arrivée en haletant à huit heures. Tout au long de la journée, l'administration se défendit bec et ongles d'avoir oublié de la prévenir. Quelle situation inconfortable pour moi, qui me trouvais au milieu de tout cela !

Bref, la fonction de cadre ne correspondait ni à ma vocation, ni à mes compétences, simplement parce que j'avais choisi d'être infirmière, et que la formation à l'encadrement que j'avais reçue, était minimaliste. Bon gré, mal gré, c'est Stéphanie, une infirmière bien connue de tous, charismatique et pleine d'initiative qui, en plus d'un temps complet de soignante, s'occupait majoritairement des missions de cadre. Bien entendu, tout cela était tacite et n'était pas valorisé sur son bulletin de paie, mais compté en heures supplémentaires. S'il avait fallu qu'elle les récupère, cela lui aurait fait plusieurs mois de repos !

Concernant les aides-soignants, mes collègues infirmières et moi étions confrontées à un problème de taille. Un de plus, me direz-vous. Certaines d'entre elles étaient des agents de service hospitalier faisant fonction d'aides-soignantes. La situation étant la même depuis des années, la plupart des filles avaient pris le pli, appris sur le tas et travaillaient aussi bien et parfois mieux que certaines aides-soignantes formées et diplômées. Embauchées sans qualification particulière, théoriquement, leur travail consistait à assurer l'hygiène des locaux et lieux de soins et la partie restauration. Elles participaient aussi aux soins indirects : réfection des lits, aide au repas, distribution et débarrassage des plateaux, distribution du courrier... N'ayant pas reçu de formation, elles n'étaient pas censées participer aux véritables soins. Bien entendu, la réalité était tout autre.

En effet, les nouvelles agents de service hospitalier, sans qualification, embauchées en CDD, initialement pour l'hygiène et la restauration, se retrouvaient à combler les arrêts maladie intempestifs d'aides-soignantes. On leur confiait donc des toilettes, des changes, des couchers et des distributions de médicaments, des tâches ne relevant pas de leur rôle. Mais l'on ne passe pas d'un bac pro sanitaire et social à aide-soignante en un tournemain et cela pouvait créer des situations difficiles.

Une agent de service hospitalier, ancienne commerçante en reconversion, se vit préposée aux soins alors que son expérience dans l'établissement se résumait à avoir passé l'autolaveuse pendant un mois. Sans le vouloir, elle mettait les résidents en danger. Elle oubliait régulièrement les barrières des lits censées prévenir une chute nocturne, les freins des fauteuils. Elle ne prévenait ni ses collègues, ni l'infirmière d'une altération de l'état cutané d'un résident observée pendant une toilette. Elle laissait les bas de contention faire des garrots et rallongeait bien à plat une dame insuffisante cardiaque après l'avoir aidée à manger, alors que c'est totalement contre-indiqué. J'ai aussi retrouvé à plusieurs reprises des résidents impotents installés à pleines cuisses sur des objets divers ou des draps pliés, créant des points de rougeur et à terme des blessures.

Bien souvent, je ne pouvais m'empêcher de demander aux aides-soignantes des services voisins d'aller contrôler le travail de la soignante en herbe et rectifier les impairs au cas où. Lorsque je travaillais avec elle, son détachement et son manque de rigueur pesaient lourd dans mon quotidien. Ce n'est pas faute d'en avoir parlé en réunion, au médecin coordonnateur, à la direction aussi. Mais visiblement, il n'y avait pas de quoi interpeller ou remettre en question ces pratiques.

Aujourd'hui encore, je suis scandalisée de constater que les directions acceptent de faire travailler des personnes qui n'ont aucune notion de soin sans chercher à les former davantage que sur le tas. On leur confie les responsabilités et les missions d'une aide-soignante. Qu'apprend-on après un seul matin de doublure auprès d'une aide-soignante qui a vingt-deux toilettes à faire dans sa matinée ? Comment peut-on parler de maison de retraite médicalisée quand certains soirs, à partir de vingt heures, il n'y a plus que des ASH pour assurer les soins ?

Compte tenu du ratio d'un soignant pour huit résidents et d'une charge de travail qui ne cessait d'augmenter, les aides-soignantes étaient à bout. Elles l'exprimaient lors des transmissions, mais je n'avais pas de remède miracle, pas de solution toute faite. Le seul moyen qu'elles avaient trouvé pour souffler, c'était de se mettre en arrêt de travail. Même si cela mettait l'équipe dans une situation délicate, je les comprenais. C'étaient alors les ASH qui prenaient le relais avec ce que cela comportait comme prises en charge parfois hasardeuses. La suite logique – mais c'était un moindre mal –, c'était des plaintes de familles concernant l'état de propreté des couloirs et des chambres.

Un jour, la fille de Madame C, une résidente alors hospitalisée, demanda aux aides-soignantes à parler à l'infirmière. Alors que j'arrivais à sa rencontre, Cécile et Olivia, un binôme de soignantes très efficace, se cachèrent dans la réserve située à quelques mètres. Cette réaction m'étonna de leur part, car elles étaient d'habitude plutôt à leur aise pour faire face aux situations litigieuses. J'approchai alors :

« Madame, bonjour, vous vouliez me voir je crois ?

– Oui, comment se fait-il que le ménage dans la chambre de ma mère ne soit pas fait ? Je suis sûre que son encombrement bronchique vient de quelque chose dans sa chambre », dit-elle, l'air suspicieux.

La chambre était à l'image de la résidente : encombrée. D'imposants meubles en réduisaient l'espace, une décoration vieillotte était accrochée ou posée partout où c'était possible. Toutes les surfaces étaient poussiéreuses. Il faut dire que la résidente demandait aux agents de faire le ménage sans déplacer le moindre objet, pas même une pile de magazines.

« Votre mère sort samedi, il me semble, repris-je. Nous sommes mercredi. D'ici à sa sortie, sa chambre sera faite à fond. Mais comme pour l'instant elle ne l'occupe pas, ce n'est pas une priorité pour notre équipe restreinte, qui a déjà beaucoup de travail avec les personnes.

– Je trouve cela scandaleux que vous attendiez le dernier moment pour faire sa chambre. Et puis vous savez combien je paye par mois ? Pour ça, en plus ? Le directeur est-il au courant ? Je vais lui faire un courrier, ainsi qu'à l'ARS[2] ! »

2. Agence régionale de santé.

Le ton était monté d'un cran, elle semblait excédée. Elle me faisait perdre un temps précieux, et son incompréhension mettait à mal ma patience.

« Écoutez, je suis aussi désolée que vous. Mais c'est les chambres, ou les toilettes. Les filles font le maximum mais ne sont pas assez nombreuses pour tout faire, lui dis-je d'un ton assuré. Alors quoi ? On fait les chambres vides et on arrête de laver les résidents ? Eh bien oui, à quoi bon, c'est toujours à refaire en plus ! Envoyez donc votre courrier ! Le directeur doit se douter de la situation mais s'en moque, quant à l'ARS, ce serait pas mal de l'en informer pour qu'elle vienne se rendre compte de l'ampleur des dégâts. Si les familles se manifestent, ça nous permettra peut-être d'avoir des postes supplémentaires ! »

Elle sembla troublée et n'avait plus tellement de quoi surenchérir. Elle comprit, finalement.

J'ai d'ailleurs appris, il y a peu, que le directeur par intérim a trouvé la solution pour les parties communes : lorsque les AS sont déjà en sous-effectif et doivent gérer quatre services à trois, il demande à l'une d'elles de nettoyer les couloirs, car quand même, une semaine sans ménage ce n'est pas possible ! Les compétences se transmettent et les rôles s'inversent : les soignants deviennent des agents polyvalents et réciproquement. Voilà, entre autres, où conduit la pénurie de personnel dans certains établissements.

Heureusement, l'équipe soignante était soudée. Chacune avait ses affinités et les faisait bien sentir. Professionnellement, la grosse majorité des soignants était tout à fait compétente. Certains binômes fonctionnaient bien, d'autres frôlaient l'explosion. Chaque personne avait son petit caractère, parfois presque caricatural. Colette était la râleuse hypersensible, proche de la retraite. Sandy, la fluette qui encaisse et ne critique que rarement l'organisation du travail. Sandrine, c'était la belle rousse un peu fougueuse quand il s'agit d'exprimer son ras-le-bol et pleine de malice le reste du temps. Un peu comme Audrey. Et puis Marie, et puis Alice. Marc aussi, une force tranquille qui venait mettre un peu d'humour dans cette ambiance de filles. Il avait donné un surnom, « le club des Cancans », à un groupe de collègues. Ces trois drôles de dames adoraient les commérages et étaient les plus grandes pourvoyeuses de ragots que la Terre ait portées. Quand elles avaient noté une erreur, elles préféraient toujours en parler à l'insu de la personne qui l'avait commise et se taire brusquement quand celle-ci approchait, plutôt que de l'aborder directement avec elle. Du coup, même si elles travaillaient vite et bien, elles donnaient le sentiment de juger tout le monde en permanence.

À Noël, bien que l'alcool soit interdit en service, nous avions décidé de trinquer avec les résidents et de porter un toast avec quelques gouttes d'un mousseux médiocre. Alors que nous nous apprêtions à boire, nous entendîmes les talons de la directrice se rapprocher. Certains essayèrent de dissimuler leur verre tant bien que mal. Le club des Cancans notamment. D'autres le laissaient nonchalamment pendre au bout de leur bras, résignés à un sévère rappel à l'ordre. J'étais la seule infirmière, et donc la plus exposée. Comme de toute façon nous étions en tort et que c'était flagrant, je pensai : « À directrice hors normes, réactions hors normes. Ça se tente ! » Les jambes molles mais un large sourire aux lèvres, je tendis mon verre intact à la directrice :

« Vous voulez un verre pour trinquer avec nous, madame ? »

Son visage furieux marqua un temps d'arrêt.

« Volontiers, merci Madame Basset ! » me répondit-elle en souriant à son tour.

J'avais eu un coup de chaud, mais ça avait fonctionné !

Unis dans l'adversité

À part quelques bons moments de cet ordre, le mois de décembre 2016 ne fut pas de tout repos. Avant Noël, nous avions vécu le pic de l'épidémie de grippe. Sur les soixante-quinze résidents, seule une dizaine avait refusé le vaccin, mais cependant les personnes âgées, vaccinées ou non, étaient touchées tour à tour par des symptômes respiratoires, une toux, puis une fièvre ingérable montant à 40 °C. Puisque cela ne démarrait pas comme une grippe, il nous fallut plusieurs semaines avant de mettre en place des précautions complémentaires. Les premiers malades décédèrent. Puis d'autres résidents tombèrent malades. Puis le personnel, les médecins traitants…

Masques sur le nez, surblouses enfilées dans chaque chambre, nous arpentions les couloirs pour relever les températures prises toutes les deux heures par les aides-soignantes, dispenser les soins, les antibiotiques, au cas où ils seraient efficaces (car sur la grippe, ce n'est pas évident), les aérosols et les sirops pour soulager un peu les bronches. Alors qu'une aide-soignante m'appelait pour renouveler la perfusion de Monsieur G, je tentais de ramener à la vie une résidente qui faisait un arrêt cardio-respiratoire, indépendamment de l'épidémie. Durant trois semaines, nous déplorions un décès quasiment tous les deux jours. Lorsque les plus fragiles de ceux qui restaient commençaient à tousser, un mauvais pressentiment nous gagnait.

Charlotte tomba malade. Compte tenu de la charge de travail, y compris émotionnelle, il était impensable d'être une seule infirmière pour tout mener de front. Nous faisions donc des journées de dix heures, parfois plus. Le planning était revu au jour le jour afin de suppléer celle qui commencerait à craquer au bout de six jours sans repos. Les aides-soignantes tombèrent malades à leur tour, surmenées elles aussi par cette cadence inhabituelle. La directrice regardait cela de loin, désemparée, nous encourageait et nous laissait gérer. Un week-end, elle arriva à dix heures en nous demandant ce qu'elle pouvait faire pour nous aider. Comme elle n'avait pas tellement de connaissances en matière de soins, nous lui proposâmes de débarrasser les plateaux de toutes les chambres. Elle participa aussi à un déménagement de lit d'une chambre vers une autre. Bien qu'elle ne fût pas d'une efficacité hors normes, le geste m'avait touchée. Dans une situation d'urgence permanente, en manque de matériel et de personnel, on se serait cru dans une série télé dramatique, et cet épisode éprouvant resserra les liens de toute l'équipe.

Mieux encore. En janvier, les médias avaient pris d'assaut une maison de retraite de Lyon qui avait connu elle aussi une véritable hécatombe à cause de la grippe. De notre côté, nous sortions la tête de l'eau. Les familles commençaient à être rassurées de voir la mortalité chuter. Mais on entendait toujours en ville que le personnel de la maison de retraite était incompétent et qu'il ne faisait pas bon y placer ses parents. Les rumeurs de clochers ont la vie dure, que voulez-vous ? Quoi qu'il en soit, c'était au tour d'une autre équipe d'être montrée du doigt, et cette fois à l'échelle nationale. La presse titrait, suspicieuse : « *Treize décès dans une maison de retraite de Lyon, que s'est-il passé ?* » Prise d'un élan de solidarité et d'empathie, en accord avec le reste du personnel, j'écrivis cette lettre à l'équipe lyonnaise :

> « *Bonjour à tous,*
> *Je m'appelle Mathilde Basset et je suis moi-même infirmière en EHPAD dans le Cher. J'ai pris l'initiative de vous écrire en écoutant les infos ce matin du dimanche 8 janvier 2017. Comme dans toute la France, le message sur la grippe qui tue treize personnes dans une maison de retraite de Lyon est passé en boucle dans mes oreilles tout au long de la journée, et à chaque reprise, je m'indignais un peu plus de ce tapage médiatique. J'ai essayé un instant d'imaginer les conséquences pour le groupe Korian, puis très vite j'ai pensé à votre épuisement, aux arrêts*

de travail, aux conversations privées de chacun d'entre vous, aux personnes de votre entourage qui viennent aux nouvelles, aux mamans à la sortie de l'école qui évoquent le sujet – les plus dégourdies, directement, les autres, en catimini pour dénigrer votre structure, se promettant de ne jamais mettre leurs parents entre vos murs.

Bon nombre de familles culpabilisent de mettre leurs parents en structure d'accueil et en deviennent tatillonnes. Certaines avouent même ne pas faire confiance à la médecine ni au corps médical ou paramédical, mais estiment ne pas avoir d'autre choix. La réputation d'un lieu de vie comme le vôtre se répand à vitesse grand V. Remarquez, en ce qui nous concerne, avec nos soixante-quinze lits dans notre petite ville, la rumeur court vite aussi. Nous sommes également passés par un épisode grippal (ou du moins, un syndrome grippal) avec pour symptômes de la toux, de la fièvre, un encombrement bronchique qui a emporté les plus anciens et les insuffisants cardio-respiratoires, mais avant de déceler ce dont il s'agissait, les familles et même un des médecins traitants fantasmait sur une bactérie dans la ventilation, une intoxication alimentaire… Enfin toutes sortes de choses toutes plus saugrenues les unes que les autres.

Même à petite échelle, cela a fait du mal au personnel. Nous avons eu neuf décès en trois semaines, dont ceux de personnes en fin de vie, des morts attendues si l'on peut dire. Comme chez vous, j'imagine, nous avons trimé, fait des heures sup' à n'en plus pouvoir, confiné les malades dans leurs chambres, découvert de nouveaux décès en arrivant le matin, accompagné des familles et des résidents auxquels nous étions attachés, fait des visites avec un médecin traitant lui-même à 39°C de fièvre, porté masques et surblouses à longueur de journée, répondu aux interrogations des familles de défunts. Certains résidents sont hospitalisés, leur retour n'est pas programmé.

Dans les médias, on trouve aisément le nom et l'adresse de votre établissement avec pour punch line "La grippe tue treize résidents". Les scandales sanitaires font bien souvent les gros titres, mais on n'évoque jamais le travail, la souffrance psychique et parfois physique, le retour du boulot à des heures impossibles, ni le manque de moyens (dans le public) ou la rentabilité (dans le privé) qui pourraient – à mon sens – avoir aussi leur part de responsabilité dans le bilan d'une telle hécatombe. De ça, on n'en parle pas. Partout, les autorités usent le personnel jusqu'à la corde, les aides-soignantes sont désemparées, les ASH ont trois fois plus de ménage que d'habitude, les infirmières galopent dans les couloirs et devraient avoir six bras et douze paires d'oreilles. La direction nous soutient mais demeure démunie et le médecin co' est débordé ; il doit voir bien plus de monde que d'habitude et rédiger un rapport circonstancié à l'ARS.

Certaines d'entre nous rentrent chez elles en pleurant, ne dorment plus, sont sous alprazolam ou zolpidem, prennent leur service la boule au ventre et subissent même

des pressions de la part des acteurs extérieurs. Mais de tout ça, on n'en parle pas non plus. Pas assez "choc" pour le grand public sûrement.
On a vogué sur le même radeau que vous il y a un mois maintenant. Nous, nous savons que vous faites de votre mieux et à quel point ce quotidien d'épidémie est "galère", compliqué, usant. Ajoutez à ça les gros titres nationaux et vous avez le cocktail parfait pour autant de congés longue maladie pour syndrome dépressif qu'il y a de masse salariale dans votre boutique ! Aussi simple soit-elle, cette lettre exprime le soutien de toute notre équipe soignante et veut limiter la casse, limiter le sentiment d'isolement ou de honte que vous pourriez ressentir. Nous espérons qu'elle vous mettra un peu de baume au cœur et que cette sale affaire sera bientôt terminée pour vous. Entre blouses blanches, nous pensons que si l'organisation ou les moyens octroyés ne nous permettent pas de défendre nos valeurs d'empathie, de bienveillance, de relation d'aide comme on l'entend, à nous de les défendre auprès de nos pairs par des chemins dérobés.
Ne lâchez rien ! Bien à vous,
Mathilde et l'ensemble de l'équipe soignante d'un EHPAD du Berry »

Pour en avoir parlé avec d'anciens collègues de promo, disséminés dans différentes régions, il était clair que la période avait été rude pour un certain nombre d'équipes soignantes. La qualité de la communication entre directions et équipes soignantes était assez variable. Là où j'étais, pas une seule phrase valorisant le travail. Pas un remerciement pour l'énergie dépensée, y compris hors du cadre horaire légal, à continuer à dispenser des soins. Les directions avaient leur propre quota de galères, alors valoriser le travail des soignants, ce serait pour plus tard ! Ou pour jamais. Il aurait pourtant été bienvenu que la hiérarchie remonte le moral des blouses blanches et défende leur savoir-faire et leur organisation auprès des familles méfiantes. Cela dit, l'encouragement de la communauté avait quelque chose de vrai, de sincère. Je n'ai jamais reçu de réponse à cette lettre. J'espère seulement que les soignants auront pu l'avoir entre les mains.

Tant qu'il y aura des hommes

Parmi les résidents ayant succombé à la grippe, la disparition la plus marquante pour moi fut celle de Monsieur B. En septembre, à mon arrivée à la maison de retraite, j'avais fait connaissance avec lui assez rapidement. À quatre-vingt-treize ans, Monsieur B avait eu une vie bien remplie. Réalisateur de documentaires, il avait fréquenté le monde du cinéma et roulé sa bosse à travers le monde pendant des années. Il adorait lire et avait toujours une anecdote sur tout. Il passait du temps à me recommander des lectures et à commenter les siennes. Lorsque je rentrais dans sa chambre le matin, Monsieur B était plongé dans l'obscurité, ses draps remontés jusqu'aux oreilles ; il venait à peine de se réveiller. Je déposais les médicaments sur sa table en chuchotant : « Bonjour, Monsieur B. Je vous pose vos médicaments. » Il me remerciait d'une voix déjà claire et m'appelait par mon prénom. Je passais prendre des nouvelles plus tard dans la matinée lorsqu'il était mieux réveillé. Enfin, lorsqu'il était sorti de son lit, Monsieur B dormait peu mais avait un sommeil profond, réparateur et adorait faire la grasse matinée. Ensuite il lisait et passait du temps devant un jeu de cartes informatisé. C'était d'ailleurs le seul résident à avoir installé un ordinateur dans sa chambre. Ses petites habitudes m'attendrissaient. Souriant, ouvert d'esprit, curieux, intéressé par le vécu et la personnalité de chacun, son expérience de la vie le rendait intéressant. Il dénotait au milieu du public de cet EHPAD de campagne. Et ça me faisait du bien.

Monsieur B était plutôt en bonne santé. Il avait des problèmes pour se déplacer, mais sa tête fonctionnait parfaitement. Après une chute, il perdit confiance en ses jambes ; même le déambulateur n'était plus adapté. Cette impotence déclencha un glissement irréversible. Monsieur B restait tard au lit, le transit n'allait plus, le moral non plus ; il se voyait devenir dépendant. Il perdit l'appétit, devint faible et asthénique[1]. Il fut l'un des premiers résidents atteints par un encombrement bronchique et une montée de fièvre violente. Petit à petit, il lui devint impossible de boire, de se tenir assis, de trouver une position confortable dans son lit tant son corps était décharné.

Monsieur B avait peur de mourir, peur de souffrir. Je passais de longs moments à l'écouter, à lui tenir la main, assise près de lui, et à tenter de le rassurer malgré mes propres craintes. Je savais que l'issue serait fatale,

1. Fatigué et faible au niveau musculaire.

mais j'évitais d'y penser. Je m'étais attachée à cet homme et j'accordais une importance particulière à la manière dont je pouvais l'accompagner. C'était aussi et surtout ça, mon métier, plus que de distribuer des antibiotiques à tort et à travers sans être convaincue de leur efficacité. Pour ne pas le chambouler davantage, je tentais de contrôler mes émotions et je sortais de la chambre en serrant les dent, ne pleurant qu'une fois arrivée dans le couloir.

Était-ce un soir ou un matin ? Ses filles étaient là, et la transition se fit en douceur. Le 15 décembre 2016, à quatre-vingt-treize ans, Jean-Louis salua l'assistance et s'en alla dignement. Son décès toucha toute l'équipe soignante et ses filles nous remercièrent pour nos soins, soulignant notre disponibilité et notre attention.

Heureusement, cette épidémie meurtrière épargna d'autres personnalités hors du commun qui marquèrent ma mémoire.

Madame C, dite Lili, la doyenne du département, un sacré bout de femme, était passée entre les mailles du filet. Elle ne marchait plus, ne parlait plus, mais savait se faire comprendre grâce aux traits fins de son visage plissés vers le haut pour « oui » ou vers le bas pour « non ». Elle poussait aussi de petits gémissements aigus pour s'exprimer ou répondre à nos questions. Sa voix, sa silhouette fluette et sa fragilité apparente me faisaient penser à un petit oiseau au printemps. Madame C n'était cependant jamais malade. Elle montrait bien des signes de déshydratation de temps à autre. Mais après une semaine de perfusions sous-cutanées de sérum phy – qui lui faisaient faire les gros yeux car la piqûre du cathéter blessait ses cuisses menues –, elle retrouvait du tonus et de la présence d'esprit. Sa fille venait la voir chaque soir pour l'aider à manger. Nous avions fêté ses cent dix ans à l'EHPAD, sa famille et la presse locale étaient venues. Elle semblait heureuse d'être encore bien là, capable de comprendre et d'échanger avec ceux qui l'entouraient. J'appris qu'elle s'était éteinte le 2 octobre 2017, quasiment un mois avant son cent onzième anniversaire.

Dans cet EHPAD, je fis aussi connaissance avec Monsieur R. Il portait un nom et un prénom identiques. Parmi les personnes de cette génération, c'est encore courant. Un peu surprise par cette originalité les premiers jours, je m'y suis habituée rapidement. Mais c'est toujours avec amusement que je m'entendais prononcer son nom lorsque je parlais de lui aux transmissions.

Monsieur R était un homme d'environ soixante-dix ans au physique rabougri, au visage fatigué et au teint terni par cinquante années de tabagisme et une longue période d'alcoolisme. Il était arrivé en maison de retraite à cause de la négligence et de l'incurie qui régnaient à son domicile. La démence alcoolique qu'il avait développée l'empêchant de se prendre en charge. Une fois entré en institution, la quantité d'alcool consommée avait été réduite progressivement et aucun symptôme de manque n'avait fait surface.

Entre nos murs, Monsieur R était un homme peu sociable, souvent solitaire. Autonome pour à peu près tout, il lui manquait quand même quelques réflexes d'hygiène. Et nous, qui manquions de temps, veillions à une toilette un jour sur deux et au changement des vêtements quand il n'y pensait pas naturellement et que cela devenait critique. Son sevrage alcoolique n'était pas drastique. Il avait le droit à un verre de vin rouge à midi. Son médecin traitant et le médecin coordonnateur considéraient sans doute que vivant là au quotidien et compte tenu du personnage, une tolérance zéro n'aurait pas aidé. De plus, lui autoriser un verre ne le mettait pas spécialement en danger et lui faisait plaisir. J'étais assez d'accord avec cette idée.

Il se levait relativement tôt et, dès la fin du petit déjeuner, il partait faire le tour des bâtiments, clope au bec. Nous ne nous inquiétions pas de ne pas le voir revenir avant midi, car bien souvent il poussait jusqu'au petit centre-ville pour se rendre au café et attendre qu'une âme charitable lui offre un verre. Il rentrait souvent bredouille, mais le contact de personnes extérieures à l'EHPAD lui faisait du bien.

Il était libre comme un oiseau. Tellement libre que le règlement intérieur ne semblait pas le concerner. Les jours de pluie, il lui arrivait d'allumer sa cigarette à la sortie de sa chambre et de parcourir les couloirs de sa dégaine nonchalante. L'odeur de tabac et le non-respect des consignes faisaient sortir de ses gonds Catherine qui le rattrapait immédiatement, éteignait sa cigarette et le grondait comme un enfant en le menant vers le fumoir par le bras. Il hochait la tête et s'excusait mollement, puis la suivait lentement, impavide. Son détachement passait pour de l'insolence. Alertée par les éclats de voix de la soignante, je rejoignais Monsieur R dans le fumoir pour échanger avec lui sur un ton complice :

« Alors, que s'est-il passé, Monsieur R ? Vous avez allumé votre clope dans le couloir ?

– Oui.

– Mais pourtant vous savez que vous n'avez pas le droit, non ?

– Oui, excusez-moi mad'moiselle, disait-il en baissant le nez.

– Bon, faites attention, hein, vous faites "criser" l'infirmière. Et puis même pour les autres résidents, ce n'est pas très sympa. OK ?

– Oui, merci, mad'moiselle. »

D'une voix monocorde, il articulait entre deux postillons des réponses laconiques.

Un autre jour, alors qu'il était sorti, il ne rentra pas pour le repas de dix-neuf heures. Nous avions contacté directement les cafés du village et par chance, il était dans l'un d'entre eux. La patronne lui rappela l'heure et lui demanda de rentrer. Lorsqu'il revint, j'étais soulagée mais en colère. Je lui fis constater qu'il était très en retard mais il prétendit n'avoir pas vu le temps passer. Je lui expliquai que s'il voulait pouvoir continuer à circuler librement, il fallait qu'il nous montre que l'on pouvait lui faire confiance. Si le médecin coordonnateur jugeait que Monsieur R se mettait en danger à l'extérieur et fuguait, même s'il s'agissait surtout d'insouciance par rapport aux horaires, il allait le faire admettre dans l'unité fermée et il ne pourrait plus sortir. Il s'excusa encore et alla s'asseoir, blasé, derrière son assiette de soupe tiède.

La démence avait sûrement sa part de responsabilité dans ce caractère insouciant voire inconscient. Mais je crois aussi que ce monsieur avait une personnalité un peu bohème. C'est ce qui me touchait et m'inspirait une sympathie mêlée de pitié. J'aimais sa nonchalance et ce côté « gentil rebelle ». Cependant, je déplorais que cet homme ne puisse jamais être réellement heureux en collectivité à cause du décalage entre son mode de vie et le cadre thérapeutique défini par l'institution.

Dans le même service, on trouvait un autre Monsieur R. Certains jours, il incarnait la joie de vivre. Son visage souriant et ses traits d'humour me mettaient de bonne humeur chaque fois que j'allais à sa rencontre. Il lorgnait sur le fauteuil à commande électrique d'un de ses voisins avec qui il s'entendait bien, car ses douleurs articulaires le faisaient souffrir quand il manœuvrait son propre fauteuil roulant. Nous plaisantions avec ces messieurs en imaginant des courses de vitesse en fauteuils électriques dans les couloirs, le jour où chacun aurait le sien. Cela amusait beaucoup les autres résidents aussi. Depuis mon départ, l'infirmière Stéphanie, Monsieur R et sa famille ont mis tout en œuvre pour mener à bien ce projet. N'ayant plus qu'une petite manette à actionner pour se déplacer, ses épaules ont cessé de lui faire mal.

Tous les habitants de la maison avaient leur personnalité bien à eux, mais Madame S était encore un caractère qui se détachait nettement. Sa chambre était tout au bout d'un couloir. Ses fenêtres donnaient sur le portail principal, et elle occupait ses journées à regarder les passants, les visiteurs et les soignants qui entraient et qui sortaient et Monsieur R qui revenait de vadrouille. Elle était toujours bien informée, écoutait la radio locale et lisait les journaux de la région. Ayant toujours vécu dans un rayon de quinze kilomètres à la ronde, Madame S connaissait beaucoup de personnes dans les villages alentour et faisait en permanence des recoupements entre les informations qu'elle entendait dans les médias et les gens qu'elle avait fréquentés. Au sein de la maison de retraite, elle était curieuse et demandait des nouvelles d'Untel, qu'elle n'avait pas vu au réfectoire à midi ou nous interpellait lorsqu'elle nous voyait passer, pressées, un concentrateur à oxygène à la main. Elle tendait l'oreille pour ne pas perdre une miette des conversations des soignants ou des autres résidents lorsque tout le monde se trouvait dans la salle à manger.

Dès mon premier mois dans l'EHPAD, elle me fit subir un petit interrogatoire pour confirmer les informations qu'elle avait déjà rassemblées : d'où je venais, où je vivais et avec qui. J'étais stupéfaite. Certaines collègues avaient peut-être pensé judicieux de me présenter à leur manière à Madame S. Amusée, je demandai à l'équipe de qui venait la fuite, mais je n'eus pas de réponse. Madame S avait des indics particulièrement discrets…

Mais sa manie de tout savoir allait plus loin : elle consignait toutes les données qu'elle pouvait glaner dans de petits carnets écornés et jaunis. Pour en faire quoi ? Je n'ai jamais su. Cette propension irrépressible au commérage lui avait valu le doux sobriquet de « l'œil de Moscou ».

Ce sont ces échanges, ces rencontres qui me donnaient envie de me lever le matin. Ce sont ces sourires, la complicité avec les résidents, leur confiance aussi qui donnaient du sens à mon travail d'infirmière, à ma présence, à ma résistance face à la fatigue et à la lassitude. Sans la communication et le relationnel, la possibilité d'une vie sociale des personnes accueillies est plus que compromise. C'est en cela que le temps consacré à observer ces résidents, à interagir avec eux, pour d'autres raisons que des soins à proprement parler, est primordial pour une infirmière en EHPAD. Aussi bien pour le bien-être des résidents que pour celui de la soignante.

D'ailleurs, même la qualité du travail de l'infirmière dépendra de la connaissance qu'elle a de ses résidents, leurs habitudes, leurs appréhensions. Étonnant, n'est-ce pas ? Heureusement, tout ceci semble bien clair dans la tête des gens responsables de la politique de santé nationale…

Mon contrat prit fin en juin 2017. Forcée de quitter précipitamment la région, mon histoire de couple touchant à sa fin, j'ai bien senti que je mettais mon équipe et ma hiérarchie dans l'embarras en refusant un contrat à durée déterminée supplémentaire. Les infirmières comprenaient bien la situation mais le directeur, de son côté, essaya de me faire culpabiliser pour me convaincre de rester : en effectif plus que restreint, il serait difficile pour mes collègues de poser des congés, et puis prévenir trois semaines avant la fin du contrat que je ne le renouvellerai pas, c'était incorrect. Mais il fallait que je réagisse et il n'était pas question de faire passer mon travail avant mon équilibre. Je ne me démontai pas et lui répondis que je partais car mon contrat me le permettait. S'il tenait tellement à garder ses soignants, il aurait pu envisager de me faire signer un contrat moins précaire, un CDD plus long que six mois par exemple…

PARTIE V

VOGUE LA GALÈRE

Les Temps modernes

Je fis route vers l'Ardèche, à la rencontre d'un autre artiste et musicien. Une fois de plus c'était mon cœur tendre et mon envie de voir du pays qui m'avaient incitée à mettre le cap vers le sud, m'éloignant encore un peu plus de mes bases bretonnes.

À peine arrivée, j'envoyai deux ou trois candidatures. Je passai un entretien d'embauche au centre hospitalier du Cheylard. Reçue par la cadre de l'étage hospitalier et celle de l'EHPAD, je mis en avant ma connaissance du travail auprès des personnes âgées en lieu de vie et l'intérêt d'un poste en médecine/SSR/Urgences pour compléter mon expérience. Séduites par mes arguments, les cadres ne tardèrent pas à m'expliquer que le centre hospitalier était à la recherche d'une soignante polyvalente et qu'en acceptant ce poste, je pourrais être amenée à travailler à l'hôpital certains mois et aussi au long séjour/EHPAD à d'autres moments.

J'étais réellement intéressée – et peu exigeante compte tenu de l'état de mes finances. Pour instaurer la confiance et prouver ma motivation, j'acquiesçai à toutes les conditions exposées, y compris celles qui ne m'enchantaient guère. À la phrase : « C'est sûr que vu la charge de travail, je dois vous avouer que les filles ont du mal à finir à l'heure », je répondis : « Bien sûr, je comprends. De toute façon, c'est toujours compliqué, c'est partout pareil, alors mieux vaut ne pas être trop regardante. » C'était absolument en contradiction avec ce que je pensais. C'est partout pareil, plus de personnel ou des équipes à bout de souffle compte tenu de la charge de travail exponentielle et pas assez de moyens donc des journées qui s'étirent et des heures supplémentaires impayées. Il est temps d'être un peu clairvoyant et d'arrêter de cautionner cela. Mais dans ce contexte, je fus discrète. Si un peu de flagornerie et de docilité pouvaient m'aider à signer ce contrat… J'appris que je commencerais le 11 octobre au troisième étage, à l'hôpital.

Le premier matin, je suivis une infirmière sur son poste pour comprendre l'organisation du service. Elle revenait d'une quinzaine de jours où elle avait travaillé en hospitalisation à domicile. Bien qu'elle connaisse l'organisation du secteur « Soins de suite et réadaptation », les patients avaient changé et elle devait, dans un temps limité, me briefer sur tout en réussissant à s'y retrouver elle-même.

Par manque de personnel, l'infirmière qui avait le couloir de médecine arrivait à six heures et demie. Celle qui avait le couloir du SSR (considéré comme moins lourd en matière de charge de travail) n'arrivait qu'à huit heures et restait jusqu'à seize heures. À partir de là, l'infirmière d'après-midi en médecine se retrouvait seule avec les deux secteurs, soit trente-cinq lits, les urgences et les entrées tardives. Mais on ne peut pas être dans une chambre en train de faire une entrée, prendre en soin un patient aux urgences et distribuer les traitements du soir, le tout simultanément... C'est à ce moment qu'intervient l'infirmière coordinatrice, qui vient à notre secours en plus de son emploi du temps déjà chargé.

Le secteur des soins de suite étant censé être plus léger que le secteur de médecine, l'organisation voudrait que la soignante du couloir SSR prenne en charge l'accueil de patients dans les deux salles qui constituaient les urgences. Ce qui signifie que les quinze patients de SSR se voient attribuer une infirmière pendant huit heures par jour (si elle est disponible) qui jongle entre les chambres et les urgences. Les seize heures restantes, l'infirmière est seule pour trente-cinq lits. Le calcul théorique est simple. Pendant ces seize heures, si l'infirmière pouvait se consacrer exclusivement au service Médecine/SSR sans intervenir pour la prise en charge d'une urgence (ce qui n'arrive quasiment jamais) et sans les temps de transmissions, elle passerait cent cinq secondes par chambre et par heure. Sur seize heures, pour être parfaitement équitable, cela équivaut à vingt-sept minutes par personne. Imaginez. Vous attendez des soins, et de seize heures la veille à huit heures le matin, vous voyez l'infirmière pendant moins d'une demi-heure en tout et pour tout. Chaque patient ne nécessitant pas les mêmes soins, il arrive parfois qu'une personne bientôt sortante soit vue uniquement pour la distribution des médicaments à dix-huit heures et de nouveau pour ceux du petit déjeuner à huit heures.

Mes premières journées furent relativement tranquilles. La « chance du débutant » peut-être. Puis, rapidement, j'entrai dans le vif du sujet. Certains jours, les situations d'urgences s'enchaînaient et je n'avais pas de temps pour mes patients des soins de suite et réadaptation. Si ce même après-midi, une ou deux entrées étaient programmées, je me retrouvais complètement débordée.

Un jour, alors que j'étais en poste l'après-midi, du côté du service de médecine, j'attendais une personne qui aurait dû arriver avant seize heures pour son admission. Ma collègue était restée pour finir de transcrire dans l'ordinateur une première entrée ayant eu lieu plus tôt dans l'après-midi. Il était déjà seize heures trente. Quand elle aurait fini, elle s'en irait. J'étais donc seule infirmière dans le service. L'infirmière coordinatrice, dans son bureau, était occupée avec les relations aux familles et les reprises de visites médicales de la matinée.

Trente minutes plus tard, deux patients se présentèrent aux urgences : une fillette d'une dizaine d'années, diabétique, qui s'était trompée dans son injection d'insuline décuplant la dose, accompagnée de sa mère, et d'autre part un homme qui venait consulter pour une douleur thoracique, récurrente depuis plusieurs jours, et qui évoquait une angine de poitrine. Après avoir appliqué le protocole auprès de lui (consistant à surveiller les constantes, piquer un bilan sanguin cardiaque, faire un électrocardiogramme et pour la jeune fille, faire une glycémie, donner un verre de jus de raisin et prendre les constantes), j'appelai le médecin qui arriva rapidement. Au même moment, une aide-soignante me prévint que la dame à l'admission programmée était arrivée et qu'elle allait l'installer dans sa chambre. Je savais que l'heure tournait et qu'il était temps de commencer les glycémies et la distribution des traitements dans les secteurs de médecine et de SSR pour que tout le monde ait ses médicaments pendant le repas. Incapable de définir des priorités, je me noyais. L'infirmière coordinatrice vint aux nouvelles lorsque j'étais aux urgences. Me voyant dépassée, elle décida de prendre en charge les urgences et m'envoya accueillir la nouvelle patiente dans le secteur de SSR.

J'étais sous pression, prête à exploser. C'était trop. Trop d'informations, trop de choses à traiter en trop peu de temps. Il m'était physiquement impossible de tout mener à bien, toute seule, malgré tous mes efforts de concentration et de rigueur.

Une fois l'ouragan passé, l'entrée faite, les urgences prises en charge, les traitements distribués, j'étais vidée, hagarde, prostrée même. Je ne savais plus qui faisait quoi ni ce que j'avais à faire ici. Je pris cinq minutes à l'extérieur, pour me calmer et constater, dévastée, que maintenant, c'était cela, le rôle d'une infirmière. C'était administratif, c'était violent, c'était fait à la va-vite, c'était technique, frustrant aussi. Bref, c'était impossible à incarner correctement pour qui ne disposait pas de quatre paires de bras, de bottes de sept lieues et de pouvoirs magiques, ou juste d'une ou deux collègues aux compétences équivalentes. C'était tout ça et c'était normal. Peut-être n'étais-je pas prête à endosser ce rôle. Je ne comprenais pas que la direction accepte de confier la totalité du service à une infirmière diplômée depuis un an et demi, ayant exercé seulement en EHPAD et présente dans le service depuis à peine un mois. Une fois la vague de stress apaisée, je retrouvai l'infirmière coordinatrice, la remerciai pour son aide précieuse et lui expliquai mon point de vue. Elle haussa les épaules : elle comprenait ma situation mais était aussi impuissante que désolée.

Camarades

Je ne pris jamais l'habitude de telles cadences, d'une telle concentration d'imprévus en seulement sept heures de travail. Je sais qu'il y en a toujours, mais quand je racontais mes journées à mes collègues, je me rendais compte que j'étais souvent bien mieux servie qu'elles en stress et en adrénaline.

Certaines avaient d'ailleurs une théorie un peu douteuse : comme j'étais la dernière arrivée et parce qu'il faut bien que la chance tourne, j'avais attiré la poisse. J'étais devenue le chat noir à la place d'une autre infirmière qui s'apercevait de son côté que ses matinées étaient bien tranquilles quand mes après-midi l'étaient un peu moins. Tout ceci nous faisait plutôt rire. Selon la composition du personnel et le niveau de la malchance attribué à chacun, nous faisions nos pronostics à l'avance sur la demi-journée qui s'annonçait. Quand cette théorie se vérifiait, Julie, une aide-soignante qui, bien sûr, ne connaissait pas l'infortune, souriait en coin, les yeux rieurs, toute fière : « T'as vu ? Candice, toi et Maria : de vrais chats noirs ! Résultat :

la malade qui arrive en retard, le médecin qui ne répond pas, les urgences surchargées, Monsieur T qui fait un malaise… » C'était du second degré bien sûr, mais c'était troublant, malgré tout. Cela dit, cela permettait certains jours de dédramatiser les effets de la surcharge de travail.

Je n'ai pas gardé d'excellents souvenirs de ce passage par le troisième étage. Mes quelques interventions aux urgences m'ont permis de découvrir de nouveaux soins et de continuer à me former. En poste pendant la journée, j'allais aussi découvrir des soins techniques au service de Médecine. Cependant, il y avait, ici aussi, une culture de la culpabilisation, de l'abnégation et des heures supplémentaires impayées.

Anaïs était l'une des infirmières avec qui j'étais sur la même longueur d'onde; je l'avais rencontrée pendant un de mes premiers week-ends de travail. Les jours fériés et les week-ends, le service est plus calme. Il n'y a ni chef ni médecin, seulement les internes pour assurer les urgences. Pour peu que les membres de l'équipe soignante présents ce jour s'entendent bien, le contexte de travail n'a plus rien à voir avec celui des jours ouvrés. Cela donne une dimension plus cordiale, plus intime, presque conviviale à l'ambiance du service.

Lors d'un café sur les coups de dix heures, Anaïs, avec qui je travaillais ce matin-là, s'apprêtait à aller fumer une cigarette non loin des couloirs, sur un petit balcon normalement interdit d'accès. Voyant que je retournais vainement mon sac dans l'espoir d'y trouver du tabac, elle eut pitié de moi et m'offrit une cigarette. La conversation commença sur ce que nous avions forcément en commun, à savoir le travail :

« Ça fait longtemps que tu travailles ici ?

– Deux ans, grimaça-t-elle en expirant la fumée de sa cigarette.

– Ah oui ? Tu t'y plais ? C'est confortable, comme organisation ? »

Après un léger silence, elle me regarda d'un air complice.

« Tu veux la réponse classique, polie, que je sers à tout le monde, ou ce que j'en pense vraiment ?

– Euh, eh bien, la vraie, tant qu'à faire, répondis-je un peu surprise.

– Alors pour être franche, j'en ai marre, ça ne va pas du tout.

– Ah ?

– Non mais sérieusement, tu t'en apercevras très vite, c'est n'importe quoi, ici. Les horaires en effectifs réduits ça devient complètement normal, on a une charge de travail qui ne va qu'en augmentant, on se retrouve à devoir faire tout vite fait mal fait, mais on nous explique que nous devons suivre le protocole et aller le chercher dans l'ordi. Sauf que les protocoles, on n'a pas le temps de les lire, la base de données est mal foutue, on y passerait des plombes. Mais les cadres ne se rendent compte de rien, ils n'ont pas l'air de comprendre. Ça fait quand même six mois que je leur ai proposé de remplacer Dominique qui fait le suivi des patients à domicile : elle voudrait retourner dans le service. On pourrait échanger ! Je n'ai toujours pas de réponse. »

Titulaire de son poste et amoureuse de son métier, Anaïs tenait bon et restait malgré tout. Mais en cinq minutes, j'avais compris que le vernis craquait de toutes parts. Peu de temps avant mon arrivée, une de ses collègues et amie s'était fait remercier pour avoir dit un peu trop fort ce que chacun pensait tout bas sur l'organisation du service. Anaïs avait été blessée par cette démonstration de force et souffrait de cette loi du silence imposée insidieusement par la hiérarchie. Son projet futur consistait à intervenir en HAD (hospitalisation à domicile[1]) et à s'installer en libéral quelques années plus tard.

Au fil des semaines, nous travaillâmes ensemble plusieurs fois. Sans que j'aie rien à demander, elle me prêtait main-forte de temps à autre pour compenser mon retard ou mon inexpérience face à certains soins techniques. Nous nous sommes découvert une approche similaire du métier et je trouvai chez elle la même indignation que celle qui m'habitait concernant les conditions d'accueil et de travail à l'hôpital. C'était tellement rare d'entendre une voix en dire un peu plus que l'habituel soupir de début ou de fin de service. C'était rassurant même. Je rejoignis petit à petit le constat malheureux qu'elle m'avait dépeint à mon arrivée.

1. Passage à domicile d'un infirmier dépendant de l'hôpital, pour le suivi des patients après hospitalisation par exemple.

Radeau de fortune

Lors du mouvement de grève national du 30 janvier 2018 pour dénoncer les conditions de travail des hospitaliers et en EHPAD, elle était là, en civil. Tout sourire, elle m'annonça que mon coup de pied dans la fourmilière lui avait fait du bien et qu'elle avait décidé de se mettre en disponibilité. Elle pouvait donc garder son poste sans venir travailler pour une durée déterminée. Elle avait alors la possibilité de trouver un autre emploi, ailleurs, et ainsi de s'échapper quelque temps de l'hôpital. C'était sa méthode pour éviter le *burn-out*, radicale mais bigrement efficace !

Elle m'apprit qu'une autre infirmière avait demandé sa mutation et qu'une troisième était sur le point de partir pour s'installer en libéral. Il semble que mon courrier à la ministre de la Santé ait fait quelque peu bouger les lignes dans l'équipe de ce centre hospitalier. Prise de conscience ? Solidarité ? Honte d'être associées à un établissement dont on a dénoncé les conditions de travail dans les médias ? Je ne saurai certainement jamais.

D'autres blouses blanches, bien que descendues dans la rue, se demandaient ce que mon message changerait et si, finalement, sans trop se soucier de la cause des soignants, il ne ferait pas plus de mal que de bien à l'établissement. Cathy, une aide-soignante résignée, avoua franchement : « Je ne vois pas bien ce qu'on fait là, ça fait des années que ça dure, pourquoi ça changerait aujourd'hui ? » Il n'empêche qu'elle était là. Faut-il penser qu'elle ne comprenait pas ce qui se passait ou au contraire qu'elle ne s'était jamais battue et laissait volontiers son avenir professionnel entre d'autres mains que les siennes ?

Il est vrai que dans le service, cette soignante ne se plaignait jamais de finir plus tard ou d'être seule pour assurer les soins d'hygiène un après-midi entier auprès de quinze patients. Elle abattait une quantité de travail impressionnante et connaissait bien son métier, au moins sur le plan technique. En revanche, on la voyait arpenter les couloirs les bras chargés de linge souillé et la mine déconfite et sortir des chambres en lançant avec une grâce inégalable à qui se trouvait là : « Oh nooooon, il a encore dégueulé ! »

L'intention initiale de remettre le patient au propre pour qu'il soit le plus confortable possible était bienveillante et adaptée. En revanche, son langage sans filtre, peu soucieux de bienséance, traduisait à sa façon une souffrance professionnelle. Cette crispation progressive ne lui permettait plus d'investir le cœur de son métier.

Après plus de vingt ans de carrière au même endroit, la soignante avait constaté une dégradation inexorable de ses conditions de travail. Il lui était demandé toujours plus, plusieurs postes avaient été supprimés au fil du temps, et il lui arrivait de revenir pendant ses jours de congé, ce qui aurait été impensable quelques années auparavant. Âgée d'une bonne quarantaine d'années, Cathy ne voyait pas quoi faire d'autre. D'ailleurs, elle ne cherchait rien d'autre. Elle acceptait que son travail ressemble de plus en plus à celui d'une ouvrière d'usine, sans s'insurger, ou à sa manière. Elle était implantée ici depuis toujours, avait des enfants à nourrir et une maison à payer. Alors, elle décidait de ne pas se plaindre de ses conditions de travail et de le conserver le plus longtemps possible, quitte à s'épuiser.

Chez Hélène, une de mes collègues infirmières, la souffrance professionnelle prenait la forme d'une exaspération constante. Du rangement du chariot par l'infirmier qui l'avait précédée à la rapidité d'envoi d'un fax en passant par la quantité de données dans les transmissions écrites et qui noyaient les informations les plus importantes, tout était prétexte à ronchonner.

Lors d'un de mes matins du côté SSR/Urgences, je travaillais avec elle qui était alors dans le secteur de Médecine. J'étais en train de poser un pansement, quand j'entendis retentir la sonnette des urgences. Je me dépêchai de rincer la jambe ulcéreuse de la patiente et lui laissai une serviette propre pour sécher délicatement la plaie avant de foncer vers le visiophone pour prendre connaissance de la situation, de ses protagonistes et pour leur permettre l'accès possible le plus rapide à la salle d'urgence. Lorsque j'arrivai, ma collègue venait de prendre la communication. J'eus juste le temps d'entendre un père expliquer que son fils s'était blessé le genou en chutant à vélo, saignait beaucoup et qu'un médecin leur avait demandé de venir à l'hôpital. À ma grande surprise, plutôt que de leur ouvrir, l'infirmière leur répondit avec véhémence que s'ils avaient déjà vu un médecin, ce n'était pas une urgence et qu'il leur fallait faire le tour et passer par l'entrée principale. Elle ne leur ouvrit pas.

« Ils vont arriver par l'entrée comme tout le monde, me dit-elle avec aplomb en raccrochant.

– Merci d'avoir répondu mais, Hélène, l'ado avait le genou tout ensanglanté, ça semblait un peu urgent quand même, non ?

– Non. S'ils ont vu un médecin, c'est plus une urgence, ils passent par l'entrée. La passerelle, c'est réservé pour les urgences, les gens qui viennent là spontanément et les pompiers. »

J'étais stupéfaite. Comment pouvait-elle être aussi rigide, aussi stricte et demander à un blessé de faire trois cents mètres supplémentaires alors qu'il avait déjà du mal à tenir sur ses jambes ? Le protocole passait avant tout. Qu'Hélène s'en prenne au rangement ou à ses collègues, cela n'était pas spécialement agréable mais n'avait pas tellement d'impact sur la vie des patients. Je pris un fauteuil roulant et vins accueillir le jeune garçon au rez-de-chaussée. C'était déstabilisant et, sur le moment, je n'ai pas compris tout de suite que ce manque de compassion et d'empathie traduisait, plus qu'un simple ras-le-bol, une véritable fatigue psychologique liée à un environnement de travail stressant et toxique.

Pour d'autres soignants, l'épuisement professionnel longtemps dissimulé conduisait finalement à un arrêt de travail après avoir supporté le poids de l'absence d'une collègue, puis d'une autre et d'une troisième. Il fallait parfois que certaines ne dorment ni ne mangent plus pendant plusieurs jours avant qu'elles acceptent de se soustraire à l'organisation du service, reconnaissant que quelque chose ne tournait pas rond et que la situation n'était pas viable. Pour autant, pas question d'évoquer la dépression ou le *burn-out*. C'était mauvais pour l'évaluation de fin d'année.

Mélanie, une collègue infirmière, semblait de son côté à l'aise dans sa fonction. Elle arrivait souriante quelle que soit l'heure de la journée. D'humeur égale, lorsque la soignante suivante prenait la relève, elle gardait un ton enjoué. J'ai d'abord pensé qu'elle était joyeuse de finir son service et de retrouver sa vie privée moins de trente minutes après ses transmissions. Et puis je l'ai vue rester une heure, deux heures, peut-être jusqu'à trois heures de plus pour finir ses transmissions écrites, mettre à jour je ne sais quoi. Alors qu'elle était du matin, donc censée partir à treize heures trente, il arrivait que, lorsque la soignante de journée s'en allait à seize heures, Mélanie soit encore là, en blouse, à faire des heures supplémentaires.

Quand j'échangeais avec elle à propos de l'organisation du service et de la charge de travail, elle arborait un sourire un peu forcé et abondait dans mon sens : « Ah, mais clairement, c'est n'importe quoi ! J'attends le médecin qui devait passer ce matin : Madame F, on ne sait toujours pas si elle sort aujourd'hui ou demain. J'ai fait des toilettes ce matin, l'aide-soignante était toute seule parce que son binôme est à l'EHPAD cette semaine. » Mais elle semblait si résistante et consciencieuse que rien ne laissait transparaître la moindre usure. Quand je la voyais rester l'après-midi entière pour trier les médicaments périmés ou consulter les dossiers, j'en déduisais qu'elle ne devait pas se sentir tellement mal au boulot.

Ces activités rentraient difficilement dans les huit heures dont je disposais. J'estimais que si on attendait de moi que je m'occupe de la pharmacie ou que je prenne le temps d'étudier les dossiers des patients, une plage horaire consacrée spécialement à cet usage devrait apparaître dans la journée type. Mais rester deux heures de plus, c'était cautionner la surcharge de travail qui mettait à mal mon métier. Alors pour moi c'était non.

Mélanie semblait gérer assez bien la fatigue professionnelle. Sa sérénité m'impressionnait. Loin d'ignorer la gravité de la situation à l'échelle nationale, elle aimait tellement son métier et ses patients qu'elle aurait pu exercer dans n'importe quelles conditions. Du moins, c'était l'impression qu'elle me donnait. À la fin janvier, alors que j'avais fini mon contrat depuis un mois, j'appris que même elle était à deux doigts de s'arrêter : elle commençait à saturer, découragée par l'aggravation perpétuelle de la situation. Anaïs partait, une autre tentait de se faire muter, cette vague de départs l'encourageait elle aussi à envisager autre chose.

À l'EHPAD, Annie, qui était infirmière depuis cinq ans environ, avait connu les services en tant qu'aide-soignante auparavant. Depuis son diplôme en soins infirmiers, l'EHPAD de cet hôpital était le seul terrain d'exercice professionnel qu'elle avait fréquenté. Lors de la relève, l'air désolé, elle me disait qu'elle n'avait pas eu le temps pour tel ou tel soin, que si je pouvais y jeter un œil, ce serait formidable, sinon, elle le ferait le lendemain.

Elle me demandait souvent, effarée, si c'était normal de ne jamais réussir à s'asseoir cinq minutes avec un résident. En effet, une infirmière présente sept heures pour quatre-vingt-dix-neuf résidents passe moins de cinq minutes auprès de chacun. « Là où tu travaillais avant, c'était comment ? » m'interrogeait-elle. Je lui expliquai alors combien c'était différent. N'ayant pas de point de comparaison, elle ne savait pas tellement si les cadences infernales que nous vivions ici étaient un rythme courant pour un EHPAD ou pas, mais elle voyait tout de même bien que quelque chose clochait. Je la rassurais d'ailleurs : « Je crois que si tu sais travailler ici, tu peux travailler dans n'importe quel EHPAD. »

Elle me disait que deux médecins traitants étaient attendus dans l'après-midi et, en regardant sur l'ordinateur, nous nous apercevions que les prescriptions avaient été faites pendant le déjeuner. Cela signifiait qu'au moins un des médecins avait rendu visite à ses patients entre deux consultations en ville, et ne passerait donc pas dans l'après-midi. Pris par le temps eux aussi, malgré des visites programmées mais susceptibles de bouger selon les aléas de la journée, ils n'étaient pas tellement présents à l'EHPAD. Parfois, un coup de téléphone suffisait même pour qu'un médecin fasse une prescription informatique sans même avoir vu le patient concerné, et qu'il suivait parfois depuis plusieurs décennies. Ce n'était pas évident pour les infirmières d'avoir si peu de contact avec un correspondant médical. Nous avions souvent affaire aux internes, un peu plus disponibles que leurs seniors, mais bien occupés néanmoins, et j'ai eu la sensation d'être un peu seule avec mes problèmes certains jours. Une fois que j'avais mis en œuvre tout ce qu'il m'était possible d'imaginer pour améliorer l'état d'un patient, la prochaine personne à intervenir devait être un médecin. Malheureusement, entre l'hôpital, les urgences vitales, le domicile, l'EHPAD et le cabinet en ville, les médecins eux aussi se retrouvaient à devoir établir des priorités, et ne pouvaient pas rallonger leurs journées indéfiniment. Au 1er janvier 2018, l'Ardèche comptait 1 240 patients par médecin généraliste libéral[1] : cela confirme bien que le personnel paramédical n'était pas le seul à avoir des soucis de charge de travail.

À l'EHPAD, nous passions plus de temps qu'à l'étage de Médecine et de Soins de suite pour verbaliser entre collègues nos ressentis, réguler nos émotions et partager nos malaises. Cela se produisait de façon informelle au moment des transmissions et je me sentais aussi plus en confiance pour le faire. Je pense que le simple fait de déposer des pensées et des doutes auprès de ses pairs peut déjà désamorcer un premier niveau de stress et de nervosité, celui qui trouble la concentration et nous verrouille de l'intérieur. Je suis convaincue que le fait de se sentir comprise, de rompre l'isolement en admettant que chacune des collègues partage un sentiment similaire contribue à lutter contre certains facteurs de l'épuisement professionnel.

1. http://www.urps-med-aura.fr/medias/content/files/organisation_offre_soins/demographie/Ardeche_07_rapport_SDM_2018.pdf.

PARTIE VI

DÉZOOMER POUR MIEUX VOIR

L'herbe n'est pas plus verte ailleurs

Marlène est diplômée depuis 2012. Infirmière dans un EHPAD voisin, elle avait été contactée par la direction qui lui proposait de venir y travailler quelques mois avant mon arrivée en Ardèche. Elle avait répondu présent et avait signé un CDD qui devait se terminer en décembre 2017.

Voyant qu'elle dépassait tous les jours son service d'une ou deux heures, elle prit rendez-vous avec sa cadre afin de comprendre ce qui pouvait être remanié dans l'organisation de son travail. On lui répondit qu'elle était trop consciencieuse, trop avenante aussi. Si des familles l'interpellaient dans les couloirs ou au téléphone, il fallait écourter au maximum, peu importe le motif de l'échange. D'ailleurs, même avec les résidents, il lui fallait limiter le relationnel. Si un résident demandait un verre d'eau, elle n'avait pas à le donner mais devait en charger l'aide-soignante ou l'ASH. Lors de la distribution des traitements du matin, elle ne devait se servir que de l'essentiel pour effectuer son tour, à savoir les prescriptions.

Lorsqu'elle prit rendez-vous avec la direction des ressources humaines pour évoquer un renouvellement de contrat et la reprise de son ancienneté sur sa feuille de paye, sa hiérarchie resta évasive. Quatre jours avant la date butoir, elle apprit qu'elle ne serait pas augmentée. La raison : si on l'augmentait, « ça se saurait » et il faudrait revoir la feuille de paye de tout le personnel. Il n'était pas question pour elle de continuer à travailler dans des conditions impossibles et elle décida de ne pas renouveler son CDD. Bien qu'elle ait posé ses conditions plusieurs semaines plus tôt, la direction fut surprise par sa décision : peut-être pensait-elle avoir affaire à une soignante docile et dépendante économiquement, comme on en rencontre souvent ?

On déclara à l'équipe soignante qu'elle avait décidé de s'en aller du jour au lendemain, sans évoquer son augmentation. Ses ex-collègues lui adressant de nombreux reproches, Marlène écrivit un démenti pour qu'ils aient tous les clés de compréhension en main.

> *« Salut à tous,*
> *[...] Il me semble important de vous témoigner l'histoire de mon départ, non pour me justifier (car j'assume ma décision), mais pour que chacun puisse se faire sa propre opinion, sans supposition.*
> *Tout d'abord, début décembre, j'ai pris RDV avec la DRH car j'avais reçu une lettre me convoquant au bureau pour venir signer un contrat. J'en ai profité pour*

la questionner sur son contenu pour finalement obtenir la confirmation qu'à la fin de celui-ci je ne bénéficiais d'aucune prime. [...]
Puisque ce contrat est précaire, que les conditions de travail sont dures et que j'ai 6 années d'expérience en tant qu'infirmière, j'ai donc demandé [...] une revalorisation de mon salaire. Madame H m'a répondu que ce n'était pas possible financièrement, que s'ils m'augmentaient, ils devraient augmenter aussi les autres collaborateurs et que ce ne serait pas juste. Puis elle a terminé l'entretien en me demandant si j'acceptais de continuer à travailler en attendant de trouver une autre infirmière. À cela j'ai répondu que j'acceptais à condition qu'ils m'accordent l'échelon 4 pour la durée du remplacement. Par la suite il restait à la direction 3 semaines pour trouver à me remplacer ou accepter mes conditions. [...]
Croyez bien que je regrette leur choix et que je n'aurais jamais pensé que ma décision puisse impacter ainsi. »

Après avoir rencontré cette infirmière qui venait de terminer son contrat et entendu son récit, je remarquai que l'établissement en question recherchait une infirmière à temps plein. L'annonce venait de l'EHPAD directement, puis la même annonce fut postée par une agence d'intérim. Visiblement, les recruteurs n'avaient pas trouvé de candidat leur convenant. Compte tenu de ce que je connaissais de la situation, il n'était pas question que j'y postule.

Deux mois après la fin de son contrat, alors qu'elle était au chômage après la fin de son CDD, les allocations de Marlène cessèrent d'être versées. Elle apprit que cela venait d'une décision de l'établissement qu'elle venait de quitter. Dans la mesure où elle avait refusé un renouvellement proposé, son ancien employeur déclarait qu'il ne s'agissait pas d'une fin de contrat à durée déterminée mais d'une rupture de contrat à l'initiative de l'employée, et qu'elle devait même rembourser les deux mois d'allocations qu'elle avait touchés. Le syndicat lui expliqua que cette manœuvre est tout à fait légale.

Quand elle prit rendez-vous et demanda à la direction de rectifier les informations transmises à Pôle emploi, Marlène comprit qu'elle était « prise en otage », selon les propres mots du directeur. Il lui proposait d'oublier cette histoire de remboursement à condition qu'elle signe un nouveau contrat, avec tous les inconvénients d'un CDD, sans les avantages. Par nécessité financière, elle accepta ce nouveau CDD de trois mois.

Ici et maintenant

Depuis que j'ai fait le choix de quitter les services et la grosse entreprise du « faire vieillir en collectivité », où les résidents et leur famille ne sont plus considérés comme des personnes mais comme un flux dans une logique financière, je suis de nouveau en harmonie avec mes convictions. Je n'ai plus postulé à aucun établissement de genre EHPAD ou hôpital, persuadée de deux choses. La première : que je chéris mon métier et ses valeurs. À aucun prix je ne retournerai donner du crédit au modèle actuel de prise en charge de la vieillesse en collectivité. Je n'encouragerai pas ses déviances et je ne me travestirai pas en celle qu'ils voudraient que je sois, trop fière de mon métier pour le saborder de la sorte. La deuxième est que mon nom serait immédiatement associé à celui de la lanceuse d'alerte que j'ai été au début de l'année 2018 et que toutes mes candidatures seraient donc refusées.

J'avais donc opté pour un changement radical et choisi de me consacrer à la musique avec mon compagnon et au chant de manière plus professionnelle que la simple passion qui m'anime depuis mon adolescence. Nous avions un projet de chansons folk, composées par lui et écrites par des amis auteurs. Cet exutoire m'a toujours équilibrée et apporté une dimension créative qui me nourrissait. Je me servais d'ailleurs du chant comme antalgique lors de certains soins. Mon compagnon et moi étions en pleine création et les quelques concerts déjà donnés avaient été de riches moments de partage appréciés du public.

Néanmoins, lorsqu'en mai je vis une annonce qui proposait un contrat à durée indéterminée pour un poste d'infirmière en centre médicopsychologique (ou CMP), je repensai aux envies professionnelles que j'avais à la sortie du diplôme : si cela avait été possible, travailler en CMP m'aurait bien sûr beaucoup plu. La psychiatrie, le relationnel en tant que soin technique, une approche thérapeutique individualisée, la sécurité salariale : je ne pouvais pas rêver mieux. Je postulai cependant sans trop y croire, convaincue que ma petite notoriété ne jouerait pas en ma faveur. Finalement, après un entretien et quelques compromis, j'appris que je démarrais ma période d'essai une dizaine de jours plus tard.

Ainsi s'achève le récit de mes deux ans d'exercice en tant qu'infirmière dans les établissements publics de santé. J'ai tenu à mettre en lumière les raisons principales pour lesquelles j'ai choisi de m'éloigner de l'hôpital et des maisons de retraite. Aujourd'hui, l'infirmière jeune diplômée en EHPAD est un pion, parachuté d'une formation théorique aveugle qui, par défaut d'informations, use de méthodes insidieuses et brutales pour permettre à l'étudiante de s'adapter au terrain de stage sans l'avertir de ce qui l'attend ensuite. Puis, elle devient l'infirmière que l'on déplace, que l'on surcharge de travail plus ou moins en lien avec des compétences. On l'entoure d'une équipe, on lui confie des êtres humains en soulignant bien leur dignité, mais tout en sachant qu'en réalité les plus grabataires ne seront levés et installés dans leur fauteuil qu'un jour sur deux, faute de personnel. On lui demandera aussi de ne pas passer plus de cinq minutes par chambre en limitant toute communication qui ne soit pas en rapport avec un soin tarifé. Rares sont les directions qui ont compris l'importance du relationnel dans l'équilibre d'un soignant (et surtout celui d'un résident encore plus dans des endroits qui sont des lieux de vie). « Qui veut voyager loin ménage sa monture » est un proverbe de sagesse populaire qui y est bien ignoré !

La logique nationale de rentabilité financière ne va pas dans ce sens et consomme les soignants comme du matériel à usage unique. Le soignant est devenu un paquet de compresses. On n'en ouvre pas trop d'un coup, car ça coûte cher. On le sature d'antiseptiques, on le souille, le plie, le retourne en tous sens, pourvu que la plaie soit propre. Une fois usagé, on s'en débarrasse. On garde les compresses non utilisées du paquet ouvert pour nettoyer la même plaie le lendemain. Et surtout, avant de toucher à autre chose, on se lave les mains. C'est à donner des frissons.

Lorsque, entre collègues, nous parvenons à évoquer notre mal-être professionnel, les échanges ne concernent que la partie émergée de l'iceberg. Les uns s'aperçoivent que nous frôlons la faute grave tous les jours en courant contre la montre et en nous affranchissant de quelques protocoles de sécurité. Nous mettons le patient en danger et notre diplôme avec. Les autres constatent qu'ils risquent leur santé à essayer de se faire entendre, que leur passion et leur intérêt pour le métier s'étiolent à cause des conditions de travail. Le constat est sans appel. La non-valorisation du métier (à temps plein, j'ai touché environ 1 600 euros par mois, pour endosser la responsabilité de l'état de santé de quatre-vingt-dix-neuf personnes âgées), la précarité des contrats, le manque de personnel, la surcharge de travail qui rend impossible une organisation optimale et la hiérarchisation des tâches, sont autant de déconvenues que vivent tous les infirmiers, et auxquelles seront également confrontés directement les prochains étudiants à sortir des instituts de formation.

Même à bout de souffle, certains de mes collègues tentent de faire bouger les lignes de l'intérieur. Des courriers, on en trouve des plus véhéments aux plus désespérés. Ils viennent de soignants mais aussi parfois de familles. Certains soignants décident de faire leur part du colibri en faisant leur boulot correctement, en prenant le temps de lire les notices des traitements qu'ils ne connaissent pas avant de les distribuer, par exemple. Ils finissent deux, trois heures plus tard que prévu, mais en rentrant chez eux, ils peuvent être fiers de leur métier.

D'autres parviennent à s'organiser et à se mettre en grève pendant plusieurs mois. Je parle des soignants de l'hôpital psychiatrique du Rouvray qui, au printemps 2018, réclamaient la création de cinquante-deux postes d'infirmiers et aides-soignants. Ils témoignent, expliquant face caméra qu'ils ne font plus de soin, mais de la maltraitance. Ils se retrouvent à monter des lits de camp un peu n'importe où et à y faire dormir des personnes âgées de quatre-vingts ans. Le manque d'effectifs ne leur permet pas d'effectuer une surveillance suffisante de chaque patient, donnant lieu à des enfermements et ayant conduit à un suicide. Voyant que la mobilisation laissait l'administration de l'hôpital et le ministère de la Santé complètement indifférents, certains soignants se sont mis en grève de la faim pour interpeller les pouvoirs publics. C'est seulement au bout de dix-huit jours que l'ARS décida la création de trente postes et deux unités de soins supplémentaires.

Quid d'autres outils à développer pour travailler convenablement dans des structures accueillant tant de public ? S'il n'y a plus de moyens de répartir correctement les tâches entre collègues, quelle place doit prendre le soignant pour continuer à exercer un métier épanouissant ? Quel est le rôle d'une équipe au bord de l'épuisement professionnel mais qui n'aurait pas d'autre choix que de rester en poste ?

Quitter le navire était la solution la plus simple. Mais pour toutes les personnes dont la vie familiale ne permet pas de partir d'un emploi du jour au lendemain, quelles solutions envisager pour faire au mieux ? Plus largement, les soignants doivent-ils être les seuls à se mobiliser pour défendre, au-delà de leurs conditions de travail, l'avenir d'un système de santé qui nous concerne tous ? Certes, beaucoup de personnes se sentent coupables de ne pas pouvoir garder à la maison les personnes âgées de leur famille, et sont malheureuses de les confier à des établissements spécialisés. Combien de fois ai-je entendu : « Ah, je voudrais pouvoir ne pas l'abandonner ici ! » Mais il faut se débarrasser du fatalisme et du sentiment de culpabilité et se demander ce que nous pouvons faire, activement, pour que ces endroits deviennent de vrais lieux de vie, chaleureux, accueillants, humains. La question se pose à chacun d'entre nous : si nous voulons bien traiter les plus fragiles, les plus âgés, ceux qui ont travaillé toute leur vie pour construire la société dans laquelle nous vivons, si nous ne voulons pas les abandonner dans des mouroirs, comme des encombrants, mais les remercier, les soigner, les accompagner, ne faudrait-il pas commencer par traiter correctement ceux qui consacrent leurs jours à prendre soin d'eux ?

Table

Achevé d'imprimer par CPI,
en décembre 2018
N° d'imprimeur : 2041367

Dépôt légal : janvier 2019

Imprimé en France